날씬해지는 행복 습관

피트볼 다이어트

옮긴이 윤정숙
고려대학교에서 영어영문학과를 졸업하고 잡지사 기자를 거쳐 출판사 편집자로 오랫동안 일했다.
현재는 전문번역가로 활동하고 있다.

날씬해지는 행복 습관 피트볼 다이어트

초판 1쇄 인쇄 2011년 12월 5일
초판 1쇄 발행 2011년 12월 10일

지은이 잰 엔다컷
옮긴이 윤정숙
감수 조성연
펴낸이 명혜정
펴낸곳 도서출판 이아소

디자인 고희선

등록번호 제311-2004-00014호
등록일자 2004년 4월 22일
주소 121-850 서울시 마포구 성산동 591-4번지 대명비첸시티 1503호
전화 (02)337-0446 **팩스** (02)337-0402

책값은 뒤표지에 있습니다.
ISBN 89-92131-53-7 13510

도서출판 이아소는 독자 여러분의 의견을 소중하게 생각합니다.
E-mail: iasobook@gmail.com

날씬해지는 행복 습관

피트볼 다이어트

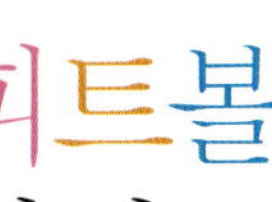
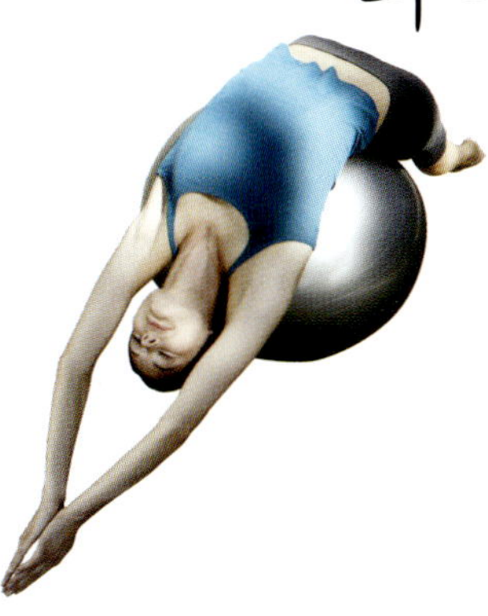

잰 엔더캣 지음 · 조성연 감수 · 윤정숙 옮김

이아소

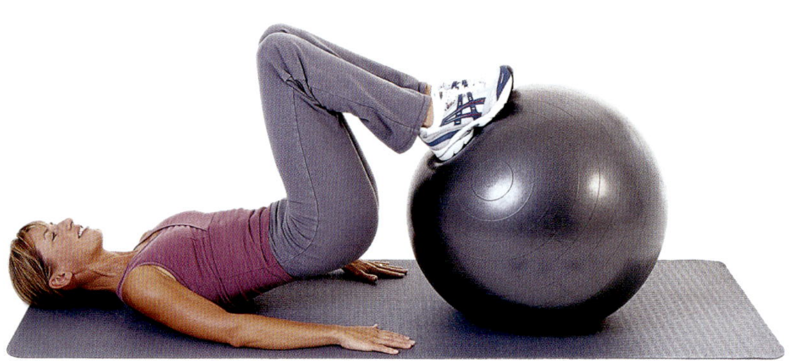

피트볼 다이어트는 세계적인 피트니스 전문가가 요가, 발레, 필라테스, 덤벨의 장점만을 결합해, 다이어트 효과를 극대화시킨 신개념의 운동법이다. 재미있고 쉬워서 직장인, 주부, 학생은 물론 규칙적인 운동을 부담스러워하는 이들에게 더욱 효과적이다.

날씬해지는 행복 습관, 피트볼 다이어트. 누구나 쉽게 할 수 있는 전신운동으로 평소에 쓰지 않던 근육을 자극해 뱃살, 팔뚝살, 허벅지살 등 한번 찌면 빠지기 힘든 군살을 빼준다. 자세도 바로잡아 아름다운 몸을 갖게 한다.

피곤한 몸을 시원하게 풀어준다. 피트볼과 놀다 보면 어느새 허리 통증이 싹 사라진다. 목이나 어깨 결림, 다리 통증에 매우 효과적이다. 피트볼을 끌어안거나 그 위에 편안히 누워보자. 스트레스나 잘못된 자세로 인해 긴장되거나 뭉친 근육이 풀려 온몸이 시원해질 것이다.

조성연(하늘스포츠의학크리닉 원장, 피겨스케이팅 김연아 선수 주치의)

"참 재미있게 생겼는데, 저게 뭘까?" "아, 나도 해보고 싶은데 어떻게 하는 거지?"

요즘 TV나 광고 등에서 커다랗고 탱탱한 볼을 가지고 운동하는 장면을 많이 보셨을 겁니다. 그것이 바로 피트볼입니다. 다이어트볼이나 헬스볼, 짐볼, 스위스볼로 부르기도 합니다.

피트볼은 현재 미국이나 유럽에서 폭발적인 인기를 끌고 있습니다. 즐겁고, 안전한 고효율 운동기구이기 때문이죠.

좋은 운동에는 세 가지 특징이 있습니다. 안전하고, 효과적이고, 재미있다는 겁니다. 피트볼은 어린이들이 장난감으로 갖고 놀 만큼 즐거운 운동기구입니다. 게다가 부상당한 선수들이 재활치료용으로 쓸 만큼 안전하고, 앉아 있는 것만으로 자세교정이 될 만큼 운동효과가 탁월합니다.

특히 가장 중요한 것은 안전성입니다. 피트볼은 1960년에 스위스에서 몸이 불편한 환자들을 위한 운동기구로 활용되기 시작했습니다(저희 하늘 크리닉도 허리를 다친 운동선수들이 피트볼 운동으로 좋은 효과를 보고 있습니다).

또한 피트볼은 균형감각을 키우고 잘못된 자세를 바로잡는 데 아주 효과적입니다. 비즈니스맨, 학생, 주부 등 많은 분들이 잘못된 자세로 고통받고 있습니다. 그런 분들은 피트볼에 앉아서 TV나 음악을 즐기기만 해도 상당한 효과를 볼 수 있습니다. 자연스럽게 운동신경이 자극되어 자세가 상당 부분 바로잡히고 운동조절 능력이 향상됩니다. 또한 근력과 유연성을 키울 수 있어 운동효과를 최대로 높일 수 있습니다.

피트볼은 공의 탄력으로, 몸이 받는 충격은 최소화하면서도 몸을 매우 자유롭게 움직일 수 있습니다. 따라서 요가 전문가나 취할 것 같은 자세들도 쉽게 시도해볼 수 있지요. 우리는 평소에 쓰지 않던 근육들을 많이 쓸 수 있고, 그만큼 몸의 유연성도 높아지게 됩니다.

한국에선 피트볼이 외국만큼 널리 보급되지 못했습니다. 체계적인 활용법이 없었기 때문이지요. 특히 요즘은 누구나 건강을 위해 책을 찾는데, 놀랍게도 피트볼에 관한 한 제대로 된 입문서 하나 나오지 않았습니다.

저는 《날씬해지는 행복 습관, 피트볼 다이어트》가 참 반갑습니다. 이 책이 바로 국내 최초의 제대로 된 피트볼 활용 지침서이니까요.

이 책은 기초적인 동작에서부터 체계적으로 피트볼 운동을 익힐 수 있도록 안내서 역할을 해줍니다. 또한 트레이너 없이 혼자서도 피트볼 운동을 배울 수 있도록 구성되어 있습니다. 준비운동에서 고급스런 활용까지 순서대로 차근차근 따라하면 됩니다. 또한 원하는 부분만 선택적으로 강화할 수 있는 고급지침도 알차게 담아서 더욱 값어치가 있는 책입니다.

피드볼 운동은 무리힐 필요가 없는 체계적인 프로그램입니다. 요가를 좋아하시만 부담을 느꼈던 분들은 피트볼을 이용하여 손쉽게 요가를 즐길 수 있습니다. 운동이 지겹거나 귀찮은 분이라면 '운동의 즐거움'에 흠뻑 빠질 수 있습니다. 그리고 무엇보다, 위험한 줄 모르고 무리한 운동을 했던 분들이 피트볼을 통해 안전하고 효과적인 건강 프로그램을 누릴 것입니다.

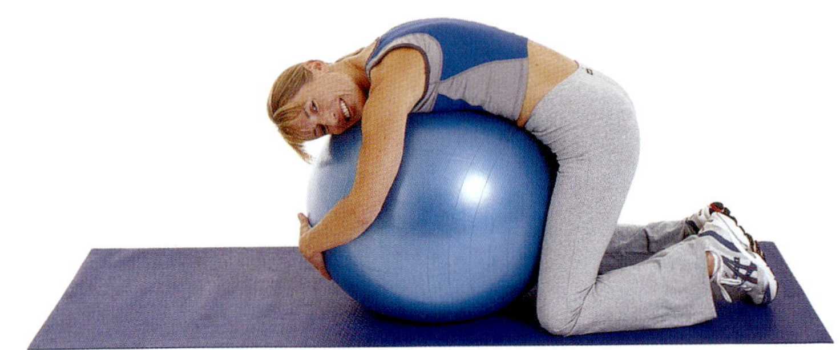

감수의 글 | 조성연(하늘스포츠의학크리닉 원장, 피겨스케이팅 김연아 선수 주치의)

프롤로그

피트볼 다이어트, 날씬해지는 행복 습관

할리우드 스타들이 왜 피트볼 다이어트에 열광할까?
단시간에 최대의 운동 효과를 볼 수 있다 ㅣ 자세를 바로잡아 아름다운 몸을 만든다

피트볼을 하기 전에 알아야 할 것들

나에게 맞는 피트볼 크기는? ㅣ 피트볼에 공기를 얼마만큼 넣어야 할까?
운동하기 전에 갖춰야 할 것들 ㅣ 이것만은 꼭 알아두자! ㅣ 내 몸 상태를 체크하라
안전하게 운동하라 ㅣ 수분을 꼭 섭취하라 ㅣ 잊지 말고 숨을 쉬라

피트볼 제대로 즐기는 법

이 책을 효과적으로 활용하는 법 ㅣ 내 몸에 맞는 운동계획 고르기
한번에 몇 회, 몇 세트씩 해야 할까? ㅣ 기본 동작이 쉬워지면 난이도를 높인다
처음엔 가벼운 덤벨로 시작한다 ㅣ 운동시간을 확보한다 ㅣ 유산소운동과 함께 한다 ㅣ 다이어트, 이렇게 한다

내가 원하는 구체적인 목표 정하기

내가 정말 원하는 목표 정하기 ㅣ 장기목표와 단기목표를 짜라
목표를 수정하라 ㅣ 피트니스 다이어리 쓰기 ㅣ 시각화와 음악을 활용한다

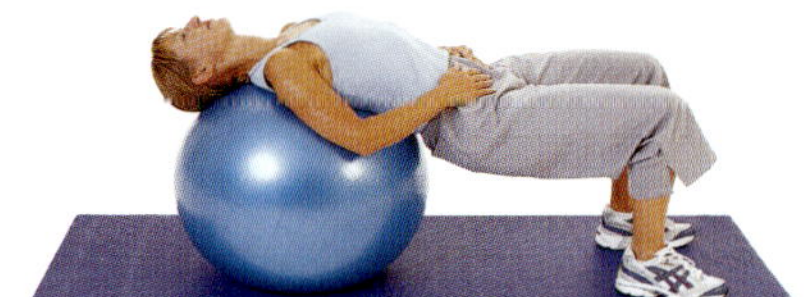

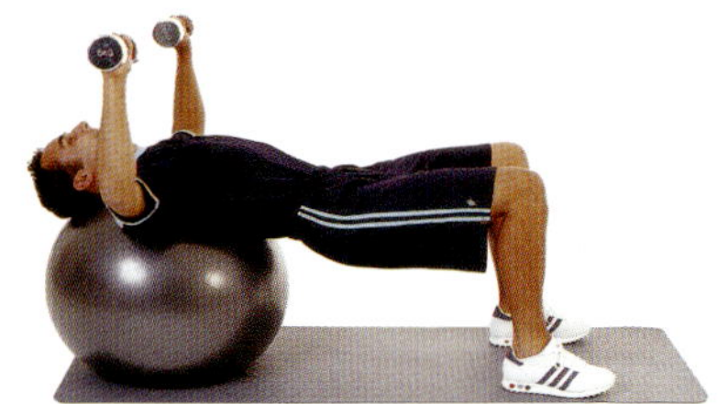

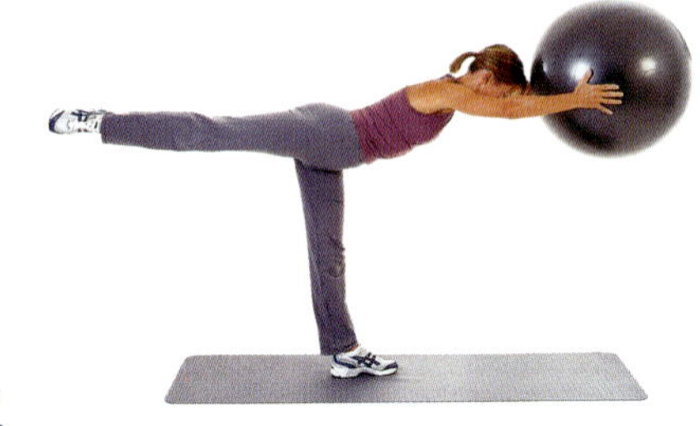

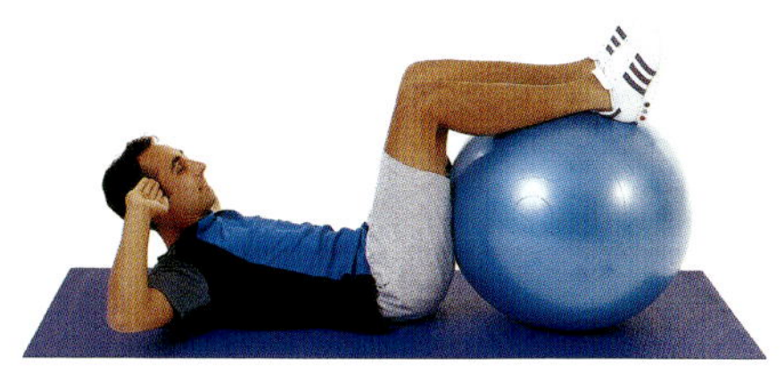

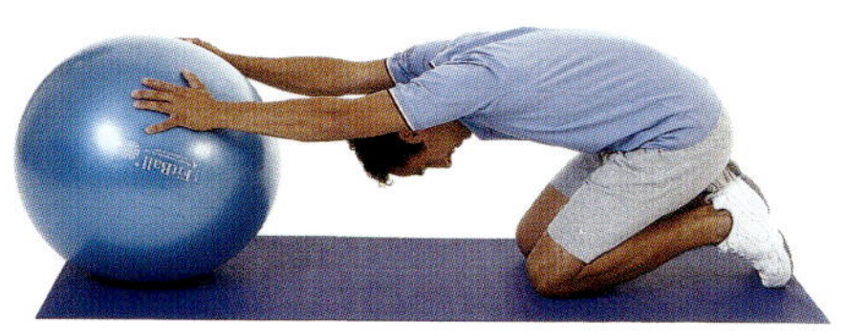

피트볼 다이어트,
날씬해지는 행복 습관

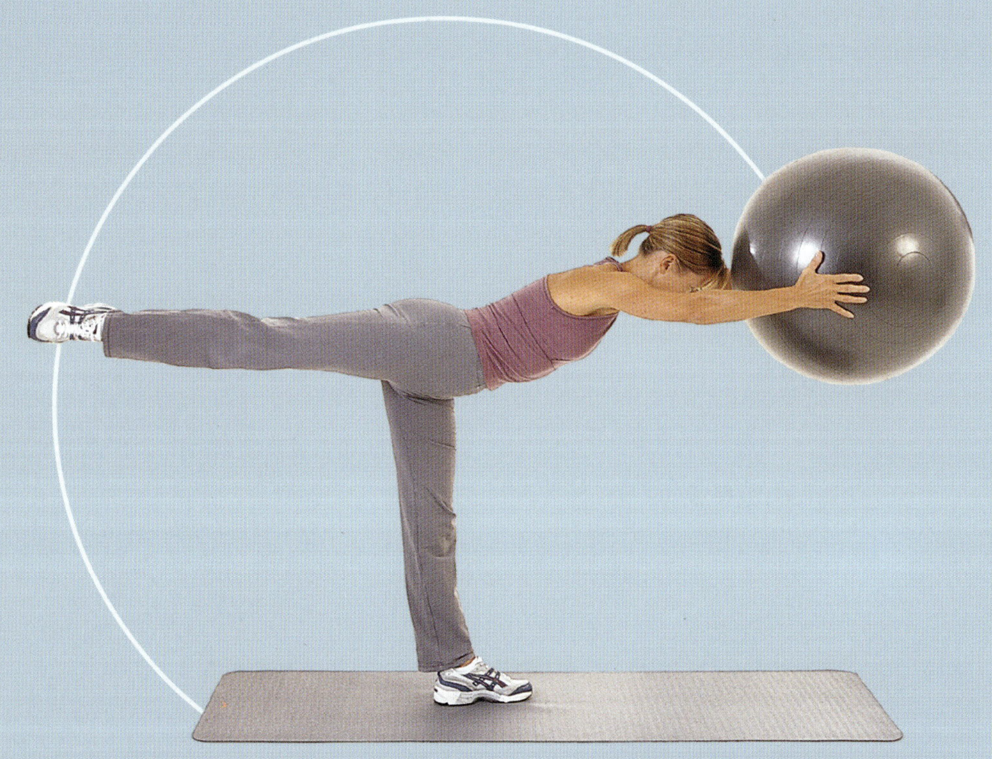

피트볼(fitball)을 이용한 운동은
쉽고 다양하고, 재미까지 있어서
운동을 하고 있다는 사실조차 잊어버릴 정도이다.
시간을 정해놓고
규칙적으로 운동하는 것을
귀찮아하는 사람도
한번 피트볼을 접하면 그 맛에 흠뻑 빠져든다.

할리우드 스타들이 왜 피트볼 다이어트에 열광할까?

● 피트볼은 건강이 좋지 않거나 비만인 사람에게 좋다. 직장인은 물론 가정주부나 스포츠 애호가들이 건강을 증진시키는 데에도 알맞은 피트니스 프로그램이다.

● 몸의 모든 근육을 단련할 수 있다. 게다가 자세근육을 끊임없이 자극해서 우리 몸의 특정 부위뿐만 아니라 몸매를 좀더 날씬하고 탄력 넘치게 가꿀 수 있다.

● 자세가 훨씬 좋아지고 복부와 등의 근육이 탄탄해진다. 등을 지탱하는 안정근육도 지속적으로 단련돼 근력이 증진된다.

● 유연성도 몰라보게 높아진다. 피트볼 위에서 운동을 하면서 특정 근육을 스트레칭하면 균형을 잡기 위해 다른 근육들이 따라서 움직인다. 이때 등뼈를 자연스럽게 펴주고 이완시키는 작용은 피트볼만의 매력이기도 하다.

● 피트볼 운동은 신경근육에 문제가 있는 환자들을 치료하면서 그 효과를 인정받기 시작했다. 환자들의 힘과 유연성을 길러주면서 균형감각과 근육을 강화하는 탁월한 도구가 바로 피트볼이다.

13

단시간에 최대의 운동 효과를 볼 수 있다

피트볼 운동법은 아주 다양하다. 피트볼 위에 앉거나 누워서, 바닥에 눕거나 서서, 또는 벽에 피트볼을 대고 등을 기댄 채 운동해도 좋다. 운동 강도는 자세를 조절하면 된다. 대부분 피트볼 위에 올라가 균형을 잡는 것부터 시작하므로 헬스 기구나 다른 운동에서 잘 사용하지 않는 근육들을 자극하게 된다. 또 피트볼이 푹신해서 전에는 시도하지 못했던 운동들을 마음놓고 할 수 있다. 그 때문에 일상생활에서는 전혀 사용하지 않는 근육들이 자극을 받는다.

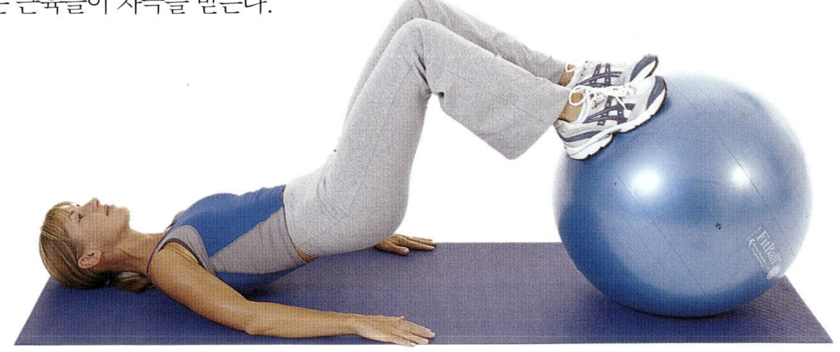

자세를 바로잡아 아름다운 몸을 만든다

피트볼 운동의 효과는 놀랄 만하다. 나이가 들면서 우리 몸은 유연성이 떨어지게 마련인데, 피트볼 운동은 몸을 더 강하고 유연하게 만들어서 가동성(mobility)을 개선하고 근육의 경직성을 줄여 부상 위험을 낮춘다. 유연성이 높아지면 몸의 가동력을 개선하는 데 도움이 되고, 가동력이 좋아지면 등, 엉덩이, 무릎에서 발생하는 문제들을 막을 수 있다. 유연성과 가동성을 높이면 관절에 가해지는 충격도 줄어든다.

꾸준히 피트볼 운동을 하다 보면 자세가 곧아진 것을 느끼게 될 것이다. 그때쯤이면 더 젊고 강해진 육체와 날씬해진 몸매에 놀랄 것이다. 이전보다 훨씬 건강하고 균형 잡힌 몸매에 자신감까지 생겨서 활력이 증진되는 것을 느낄 것이다.

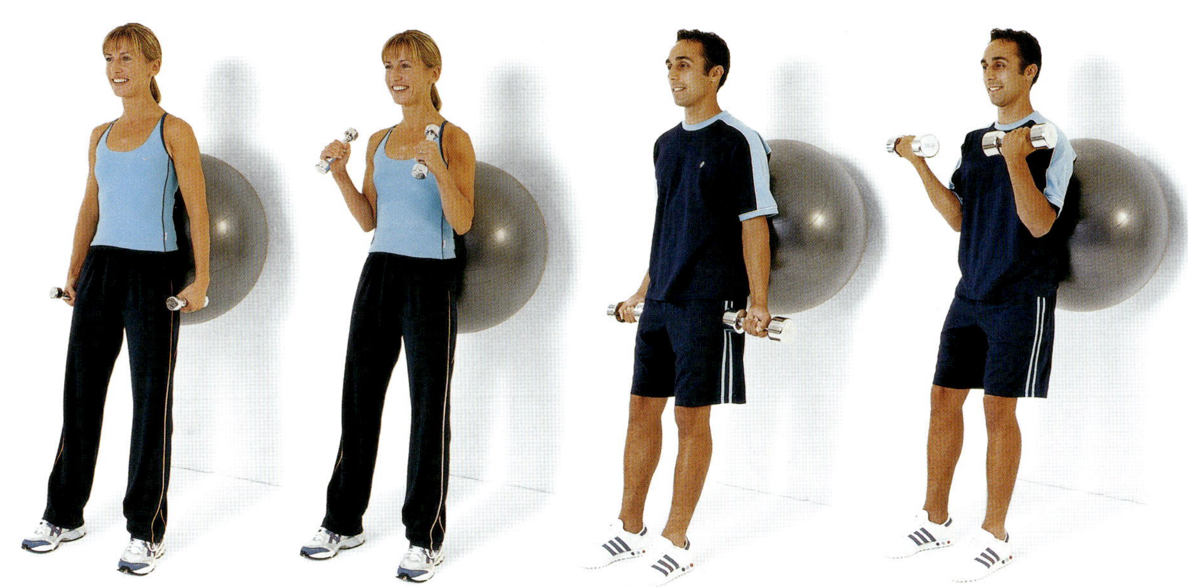

피트볼을 하기 전에
알아야 할 것들

피트볼 운동의 매력 때문에 지금 당장 피트볼을 구입해서 운동을 시작하고 싶은
충동을 느끼는 사람도 있을 것이다. 하지만 만사는 불여튼튼!
피트볼의 크기, 공기 주입량, 안전한 운동법. 이것만은 꼭 체크하자.

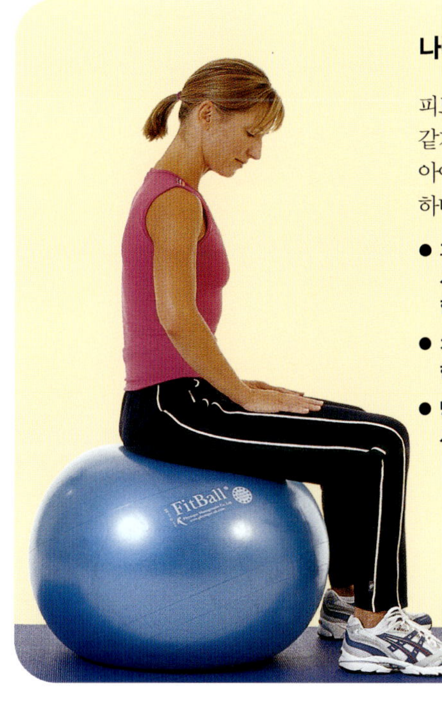

나에게 맞는 피트볼 크기는?

피트볼 위에 앉았을 때 무릎 높이가 엉덩이 높이와
같거나 조금 낮아야 한다. 이때 발바닥이 바닥에 닿
아야 한다. 그렇다고 키만 기준으로 삼아서는 곤란
하다. 몸무게도 함께 고려해야 한다.

● 과체중이거나 건강하지 않은 사람, 나이가 많은 사람은 권장
  사이즈보다 조금 큰 피트볼을 골라서 바람을 약간 빼고 사용
  한다.

● 처음 해보는 동작이나 어려운 동작은 바람을 약간 빼고 사용
  한다.

● 탱탱한 것보다는 바람을 조금 빼서 말랑말랑한 피트볼 위에
  서 균형을 잡는 것이 더 쉽다.

★ 키를 기준으로 피트볼을 고르는 요령
158cm 이하 〉 사이즈 45센티미터 (18인치)
159~173cm 〉 사이즈 55센티미터 (22인치)
174~190cm 〉 사이즈 65센티미터 (26인치)
191~206cm 〉 사이즈 75센티미터 (30인치)

피트볼에 공기를 얼마만큼 넣어야 할까?

피트볼을 구입할 때 함께 제공되는 발펌프나 손펌프를 이용해, 공기를 넣는다.

● 공기를 넣기 전에 피트볼이 실내 온도와 같아지도록 잠시 둔다.

● 정해진 양 이상 바람을 넣지 말라. 공기의 양이 적당하지 알아보려면 바닥에서부터
  공의 높이를 재면 된다. 공 크기가 65센티미터인데 높이가 그 이상 되면 공기가 많이
  들어간 것이다. 경우에 따라서는 정해진 양보다 적게 넣어야 한다.

● 적어도 한 달에 한 번 정도 높이를 재서 공기의 양이 적당한지 체크한다.

운동하기 전에 갖춰야 할 것들

- 운동에 방해가 되는 물건은 모두 치운다. 미끄러지지 않도록 바닥에 요가용 매트를 깔면 좋다. 매트는 스포츠용품점에서 구할 수 있다.
- 운동복은 활동하기 편해야 한다. 천연소재로 만든 운동복이 땀을 흡수하는 데 좋다.
- 피트볼은 실온에서 보관해야 한다. 특히 비닐이 녹을 수 있으므로 열기가 있는 곳은 피한다.

이것만은 꼭 알아두자!

새로운 운동을 시작하기 전에는 스스로에게 정직해야 한다. 다친 곳이 있거나 병을 치료 중이라면 안전을 최우선으로 생각해야 한다. 아래의 지침을 참조한다면 안전하고 즐겁게 피트볼 운동을 즐길 수 있다.

내 몸 상태를 체크하라

어떤 운동이든지 시작하기 전에 반드시 의사에게 조언을 받아라. 특히 다음 증상이 있으면 즉시 의사의 진단을 받아라.

> ▶ 심장질환이 있다.
> ▶ 육체활동 중일 때 가슴에 통증이 온다.
> ▶ 최근 들어 육체활동을 하지 않아도 가슴에 통증을 느낀다.
> ▶ 고혈압이 있다.
> ▶ 균형감각을 잃거나 현기증 때문에 고통스럽거나 기절을 잘 한다.
> ▶ 근육, 뼈, 관절에 문제가 있다. 특히 육체활동을 하면 더 악화된다.
> ▶ 임신 중이다.

이런 증세가 없고, 운동을 하지 말도록 처방을 받지 않았다면 피트볼 운동을 시작해도 된다. 단, 천천히 그리고 꾸준히 피트볼 체조를 해서 몸이 적응할 수 있도록 한다. 절대로 무리하지 말라!

안전하게 운동하라

- 항상 5분 정도 준비운동을 하라. 운동을 끝마칠 때에도 최소 5분 정도 가벼운 스트레칭으로 몸을 풀어준다.
- 물건을 들어올릴 때 혈압이 오르는 등 건강상의 문제가 나타나면 무거운 덤벨은 피하라.
- 잊지 말고 숨을 쉬라. 운동을 새로 시작한 사람들은 숨을 제때 쉬지 못하는 경향이 있다.

- 고통이 느껴지면 즉시 멈춰라. 애써 고통을 참으면서 운동할 필요가 없다. 그 동작이 몸에 맞지 않아서 심각한 문제가 생길 수 있다.
- 아플 때는 운동하지 말라. 병균으로부터 공격받는 중이고, 체내에서 그 공격에 맹렬히 저항 중이다. 몸이 스스로 회복하려고 하는데, 운동으로 힘을 빼서는 안 된다.
- 술을 마시거나 약물을 복용하면 민첩성이 둔해지므로 잠시 운동을 피한다.

수분을 꼭 섭취하라

운동 전후에 물을 충분히 마신다. 갈증이 느껴지면 이미 수분이 부족한 상태이다. 물은 체온을 조절하는 등 중요한 역할을 한다. 하루에 최소 8잔 이상 마시고, 운동 전에는 약간 간격을 두고 조금씩 마시되 평상시보다 수분을 더 많이 보충해야 한다. 운동 후에도 물을 많이 마셔라. 운동 전 2시간 이내에는 음식을 먹지 않는 것이 좋다.

잊지 말고 숨을 쉬라

피트볼 운동을 할 때에는 항상 배를 등 쪽으로 잡아당겨야 한다. 그러면 숨을 들이쉬는 동안에도 배가 불룩하게 나오지 않는다. 숨을 올바르게 쉬려면 흉곽이 부풀어올라야 한다. 지금 함께 해보자. 가슴을 확 벌리고 코로 숨을 들이쉬면서 배를 평평하게 해보라. 등 중간쯤이 팽팽하게 펴지는 것을 느낄 것이다. 그런 다음 공기가 빠져나가는 소리가 들리도록 입으로 숨을 내쉬어보자. 이때 몸에서 공기가 완전히 빠져나가도록 배를 더 평평하게 한다.

　정확하게 심호흡을 하기 위해서는 연습이 필요하다. 산소를 들이쉬는 것은 에너지를 공급받는 것이고, 완전히 내쉬는 것은 공기와 독소를 빼내는 것이다. 운동 중에 숨을 어떻게 내쉬고 들이쉬느냐에 따라 운동 결과가 현격히 달라질 수 있다. 이 책에서 특별히 호흡법을 안내하지 않은 경우에는 복부를 당기고 위에 소개한 방법으로 숨을 쉬라. 심호흡법은 휴식할 때나 명상할 때에도 활용할 수 있는 놀라운 기술이다.

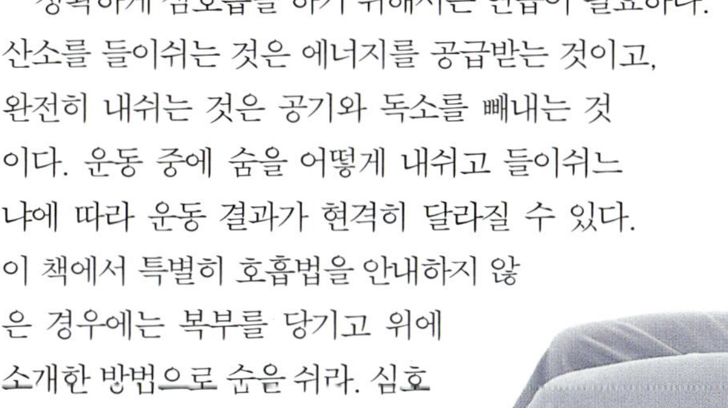

피트볼 제대로 즐기는 법

이 책에 소개된 운동은 균형 잡힌 훈련으로 우리 몸의 근육을 강화하고
단련하기 위해 고안되었다. 근력훈련의 주목적은 순수근육조직을 늘리는 데 있다.
순수근육조직은 몸의 연료로 사용되는 칼로리를 소모하기 때문에
순수근육조직이 늘어날수록 몸에 축적된 지방이 그만큼 더 효과적으로 연소된다.

Tip ☀ 반드시 기억하자!

● 임신 중이라면 운동을 시작하기 전에 의사와 상담하라.

● 근육은 스스로 회복할 시간이 필요하다. 훈련 사이에 48시간의 휴식시간을 두라.

● 몸이 어떻게 느끼는지 늘 주의를 기울여라. 그러면 언제 피로한지 알 수 있을 것이다.

● 어딘가 아프다면 운동을 멈춰라!

순수근육조직은 몸의 대사량을 높여서 운동을 마친 후에도 한참동
안 지방이나 칼로리를 연소시킨다. 체중을 줄이고 젊음을 되돌려
주고, 강한 근육과 군살 없는 몸매를 가꾸는 데 도움을 줌으로써
우리 몸을 이상적인 형태로 변화시킨다.

이 책을 효과적으로 활용하는 법

피트볼 운동은 워밍업(준비운동)부터 소개한다. 몸과 마음
이 대비할 수 있도록 하기 위해서이다. 본격적인 피트볼
운동은 신체 부위별로 3개 장(章)에 나누어 소개하였
다. 운동을 마친 후 쿨다운(마무리운동) 스트레칭을
해주면 유연성도 높아지고 몸
이 이완돼 활력이 증진된다.

내 몸에 맞는 운동계획 고르기

상황에 맞는 다양한 운동계획을
130~135쪽에 소개하였다.

각자 시간에 맞추어 자신에게 알맞은 방법을 선택하면 된다. 1주일에 3회 실시하는 것이 이상적이다. 여의치 않다면 3회 운동량을 4회에 나누어 실시해도 된다.

운동계획 중에는 여성을 위한 훈련 프로그램, 남성을 위한 훈련 프로그램, 노인을 위한 훈련 프로그램, 등이 아픈 사람을 위한 등 강화(back-care) 훈련 프로그램 등이 있다. 각 훈련 프로그램들은 모두 균형 있게 짜여 있으므로 좋은 결과를 얻을 것이다.

한번에 몇 회, 몇 세트씩 해야 할까?

'회(回)'는 처음 동작에서 마지막 동작까지 일련의 연속동작을 1번 반복하는 것을 의미한다. 각각의 운동마다 몇 번 반복해야 하는지 '회'를 적어놓았다. '세트(set)'는 쉬지 않고 완수해야 할 횟수를 가리킨다. 대부분의 운동에 대해 1~3세트씩 적혀 있다.

예를 들어 5회/1세트라고 적혀 있으면, 여러 동작으로 구성된 하나의 연습과정을 5번 되풀이한 후 휴식하고 다음으로 넘어가라는 뜻이다. 12회/2세트는 하나의 연습과정을 12회 반복한 다음 잠시 쉬었다가 똑같이 12회를 다시 반복하면 된다.

시작하기 전에 각자 건강수준에 따라 몇 세트를 할 수 있을지 목표를 정하라. 처음에는 대개 1~2세트가 적합할 것이다. 2세트가 힘들지 않게 느껴지면 3세트로 늘린다. 한 세트 끝낼 때마다 쉬어야 한다는 사실을 잊지 말라.

기본 동작이 쉬워지면 난이도를 높인다

이 책에서 소개한 운동 중 일부는 난이도가 매우 높게 변형된 형태도 있다. 기본훈련이 너무 쉽게 느껴질 때 활용하면 매력적이다. 하지만 기본훈련이 쉽게 느껴지기 전까지는 절대 도전하지 말라. 회와 세트는 기본운동과 같다.

처음엔 가벼운 덤벨로 시작한다

덤벨은 가벼운 것, 중간 것, 무거운 것 등 3쌍을 준비한다. 중간 덤벨의 무게는 이두근 만들기(60쪽 참조)를 할 때, 연속적으로 12회 들어올릴 수 있는 정도가 좋다. 이것을 기준으로 1kg 가벼운 덤벨 세트와 1kg 더 무거운 덤벨 세트를 고른다.

이 3가지 덤벨이면 이 책에서 소개하는 모두 덤벨 운동을 소화할 수

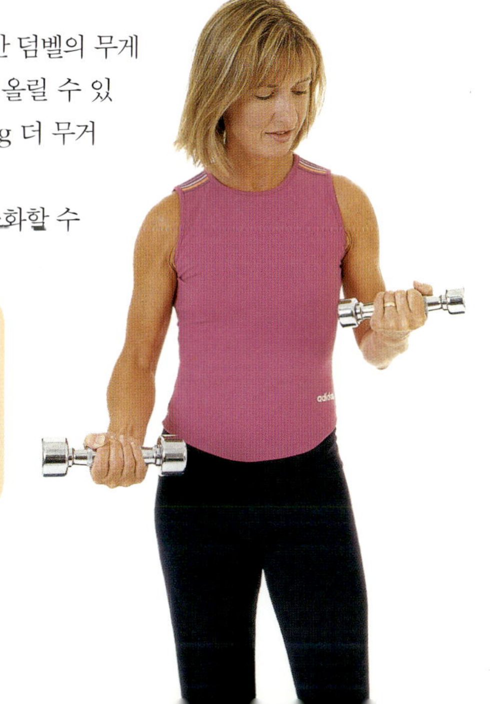

> **Tip ✪ 트레이너의 한마디**
>
> ❶ 한술에 배부를 수 없다. 시간을 갖고 점차적으로 힘을 길러라.
>
> ❷ 항상 100% 노력을 기울여라.
>
> ❸ 운동 후에 무엇을 할까 생각하지 말고, 지금 하고 있는 운동에 정신을 집중하라.

있다. 또한 근육을 혹사시키지 않고 적정한 수준으로 단련할 수 있다. 각 운동별로 적어 놓은 무게는 정해진 회와 세트를 실시하도록 고려하였다. 점점 쉬워지면 더 무거운 덤벨로 바꾸면 된다.

운동시간을 확보한다

운동시간을 정하고 지켜라! 아침에 운동으로 시작하면 온종일 기분이 상쾌할 것이다. 매일 시계를 맞춰놓고 평소보다 몇 분 더 일찍 일어나 필요한 시간을 확보하라. 그러면 점점 더 일찍 하루를 시작할 수 있고, 몸에 충격도 덜 가해질 것이다.

아울러 피트니스 다이어리를 매일 써라(23쪽 참조). 매일 아침마다 순조롭게 하루를 시작할 수 있도록 시간을 적어둔다.

유산소운동과 함께 한다

심장과 폐를 강하게 만들려면 피트볼 운동 외에 매일 유산소운동을 곁들인다. 심장도 다른 근육과 같아서 훈련하지 않으면 게을러진다.

가장 쉬운 유산소운동은 걷기이다. 30분을 목표로 매일 최소한 20분은 걸어라. 절도 있게 앞뒤로 팔을 흔들면서 신나게 걸어라. 그렇다고 현실을 무시해선 안 된다. 3분밖에 걸을 시간이 없다면 그것도 괜찮다. 1분도 안 걷는 것보다 낫고, 틈날 때마다 조금씩 걸어서 부족한 시간을 채우면 되니까. 걷기는 하루 중 아무 때라도 할 수 있으니까 부담은 갖지 말자.

몸에 무리를 주지 않는 또 다른 유산소운동으로 수영과 사이클이 있다. 이 운동은 관절에 좋다. 좀더 활동적인 사람에게는 줄넘기가 아주 효과적이다.

다이어트, 이렇게 한다

운동과 더불어 균형 잡힌 식사를 하라. 규칙적으로 식사하고 끼니를 건너뛰지 말라. 신체활동의 에너지로 사용되지 않은 칼로리는 몽땅 지방으로 바뀌므로 활동량이 적은 저녁에는 적게 먹어라.

틈날 때마다 신선한 유기농 채소로 만든 음식을 먹어라. 그래야 염분이나 성분이 나쁜 지방, 합성 감미료 등의 섭취를 막을 수 있다. 카페인과 알코올도 적정량을 벗어나면 안 된다.

Tip ☀ 살 빼기

살을 빼기 위해 꼭 알아야 할 사실이 있다. 몸이 필요로 하는 것보다 적은 양의 칼로리를 섭취해야 살이 빠진다는 것이다. 필요량보다 더 많이 먹으면 초과하는 양은 모두 지방으로 저장된다.

내가 원하는 구체적인 목표 정하기

운동 프로그램이 성공하려면 목표가 명확해야 한다. 예를 들면
'내가 정말 원하는 것은 뱃살을 빼는 것'이다. 이렇게 목표는 구체적이어야 한다.
정말로 원하는 것이 무엇인지, 그리고 그 목표를 어떻게 달성할 것인지
구체적으로 정해야 한다. 그 다음 피트니스 다이어리에 목표를 적어서
가능성 있는 것으로 만들어야 한다. 일단 목표를 적어보면 그것에 대해
긍정적이고 진지한 태도를 갖게 된다. 궁극적인 목표와 욕구를 명확히 해서
목표를 구체적으로 정하는 방법을 살펴보자.

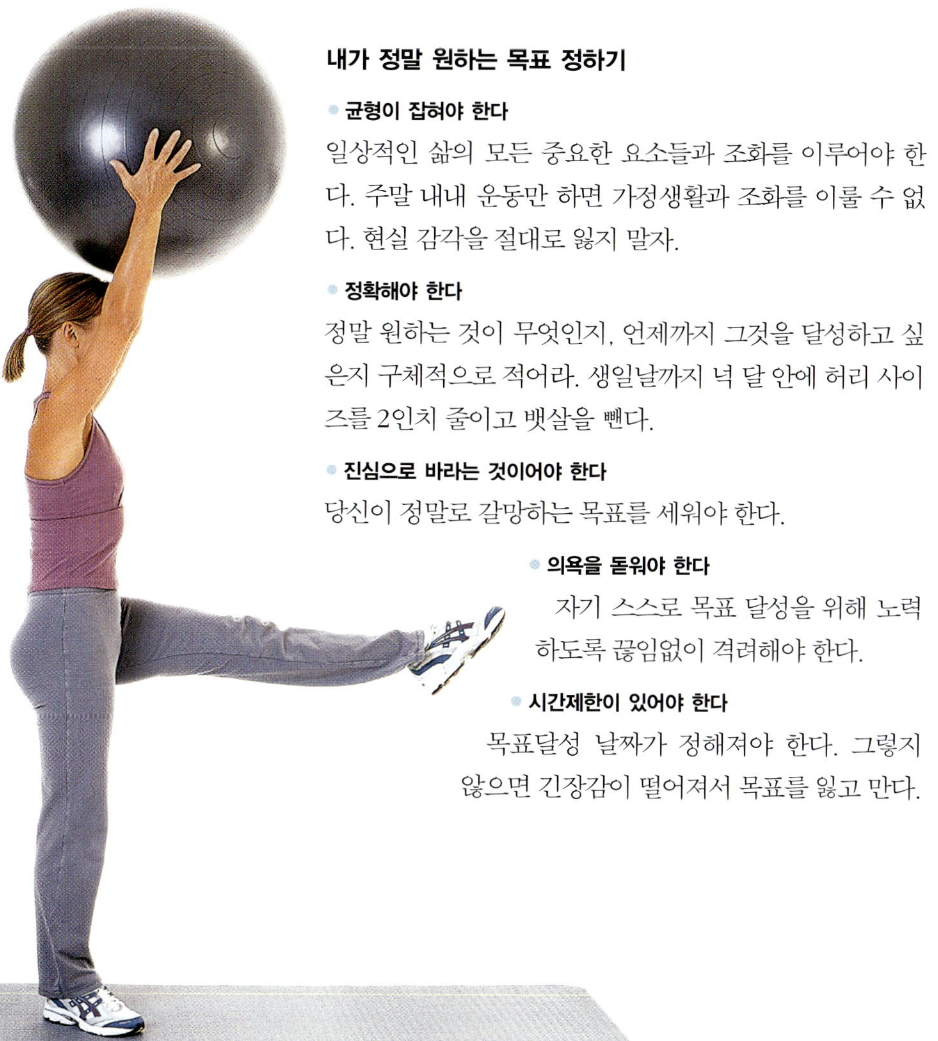

내가 정말 원하는 목표 정하기

● 균형이 잡혀야 한다

일상적인 삶의 모든 중요한 요소들과 조화를 이루어야 한다. 주말 내내 운동만 하면 가정생활과 조화를 이룰 수 없다. 현실 감각을 절대로 잃지 말자.

● 정확해야 한다

정말 원하는 것이 무엇인지, 언제까지 그것을 달성하고 싶은지 구체적으로 적어라. 생일날까지 넉 달 안에 허리 사이즈를 2인치 줄이고 뱃살을 뺀다.

● 진심으로 바라는 것이어야 한다

당신이 정말로 갈망하는 목표를 세워야 한다.

● 의욕을 돋워야 한다

자기 스스로 목표 달성을 위해 노력하도록 끊임없이 격려해야 한다.

● 시간제한이 있어야 한다

목표달성 날짜가 정해져야 한다. 그렇지 않으면 긴장감이 떨어져서 목표를 잃고 만다.

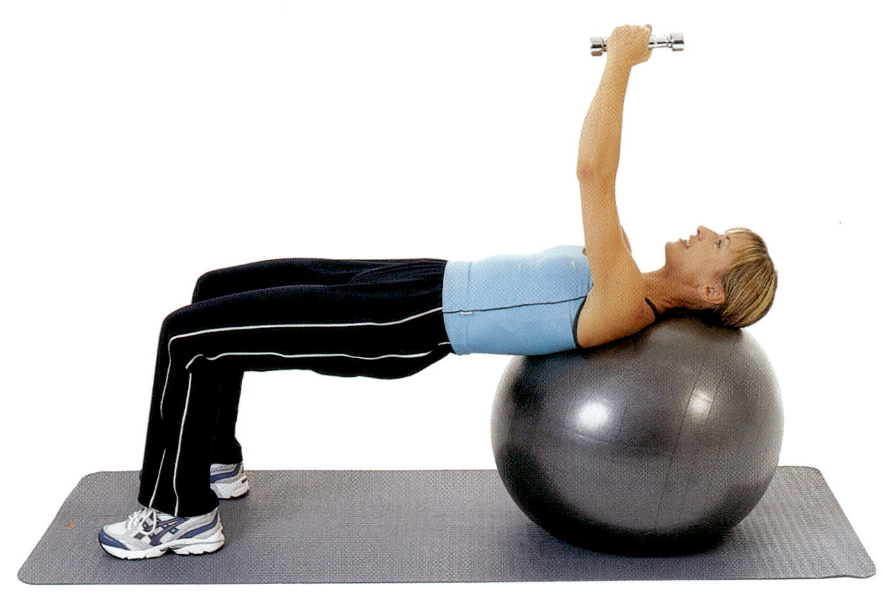

장기목표와 단기목표를 짜라

최우선적으로 장기목표를 확인하라. 예를 들어 12개월 안에 마라톤에 참가할 수 있을 정도의 체력을 키우는 것을 목표로 할 수 있다. 이런 장기목표를 적어놓으면 그것을 달성하고 싶은 욕구가 생겨서 거기에 전념하게 될 것이고, 최종 목표를 달성하려다 보면 세분화된 목표들도 세울 것이다. 구체적이고 정확한 장기목표가 정해지면 머릿속에 떠오르는 세부 목표들을 모두 적어라. 하나 하나 달성했을 때 얼마나 환상적일지 상상할 수 있을 것이다.

이제 단기목표를 적어라. 단기목표는 장기목표로 나아가는 디딤돌이다. 처음에는 월별로, 그 다음에는 일 주일에 2~3가지를 달성하는 것을 목표로 주별 계획을 세워라. 이렇게 하면 매주 성공도를 측정할 수 있다. 그리고 장기목표에 얼마나 접근했는지 한눈에 볼 수 있도록 주 단위로 목표 달성을 바로바로 체크하라.

목표를 수정하라

- 목표를 이루지 못해도 당황하지 말라. 운동을 계속해나가는 동안 목표는 다시 정해진다.

- 목표를 주지시켜라! 정기적으로 목표를 재검토하면 진실로 이루고자 하는 것을 망각하지 않게 된다. 또한 목표를 달성하고자 하는 강한 욕구가 생겨난다.

피트니스 다이어리 쓰기

매일 피트니스 다이어리를 적는 것은 얼마나 목표에 접근했는지 체크하기 위해서이다. 훈련을 마칠 때마다 어떤 동작을 연습했는지, 걷기 같은 유산소운동을 얼마나 했는지 기록하라.

만약 살 빼기가 목표라면 처음 1~2주 동안은 푸드 다이어리를 적어서 무엇을 빠뜨렸는지, 운동 때문에 에너지가 부족하지는 않은지 확인하는 것이 좋다.

시각화와 음악을 활용한다

시각화는 정신력을 이용하여 운동결과 등에 영향을 줄 수 있는 가장 효과적인 방법 중 하나이다.

▶ 목표를 달성하면 어떨지 상상하라. 사방에서 쏟아질 찬사들, 그리고 거기서 느낄 기쁨이 얼마나 클지 상상하라.

▶ 목표달성을 위해 어떤 단계를 밟아야 할지 생각하라.

▶ 운동을 하기 전에 머릿속으로 그려보라. 예를 들어 앞으로 해볼 동작을 상상하라. 그러면 실제 운동을 할 때 정확한 동작을 취할 수 있게 되고, 결과도 더 좋아진다.

음악도 목표 달성에 도움이 된다. 좋아하는 음악을 들으며 운동을 하면 긍정적인 생각과 느낌이 들고 거기서 더 큰 동기를 얻어 훨씬 더 나은 결과를 얻게 될 것이다.

이처럼 시각화와 음악은 운동효과를 높인다. 참을성을 갖고 불가능한 것으로 생각하던 동작들을 시도해보라. 더 이상 어렵게 느껴지지 않을 것이다. 새로운 '나'로 거듭나기 위해 열심히 준비하라!

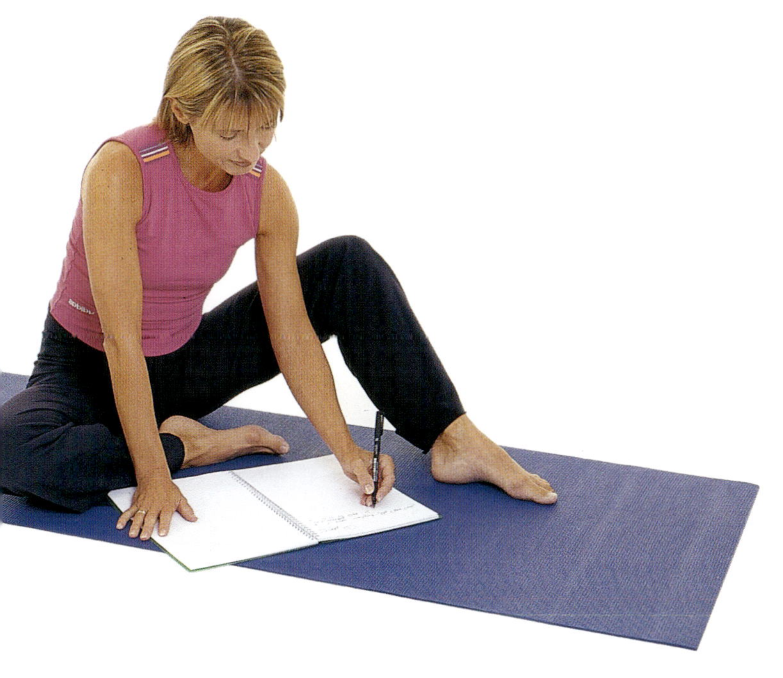

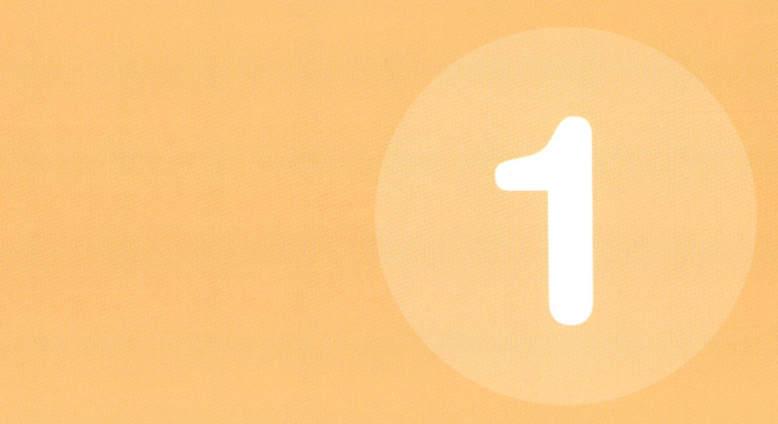

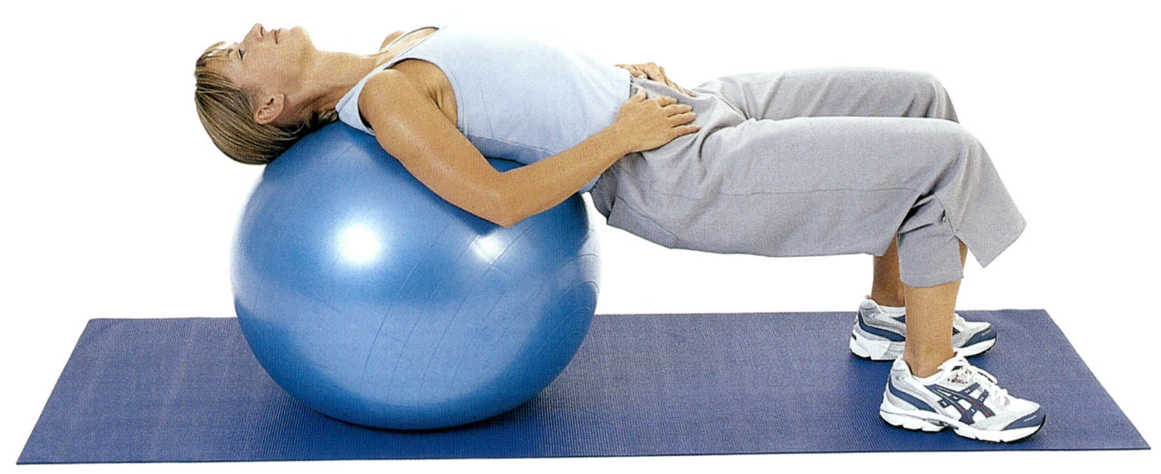

워밍업 몸과 마음을 풀어준다

위밍업(준비운동)으로 몸을 풀어준다. 위밍업을 하는 동안 체온과 심박수가 올라가고, 근육은 따뜻해진다. 동시에 산소 소비가 늘고, 관절이 유연해져서 부상 위험이 줄어든다.

위밍업은 마음의 준비를 위한 시간이기도 하다. 걱정과 잡념을 훌훌 털어버리고 자기 자신과 훈련에만 정신을 집중하라. 본운동을 하는 동안에는 운동 부위에만 집중하라. 단, 모든 동작을 적당한 속도로 느리게 진행하는 것이 중요하다. 그래야 운동이 점차 익숙해지고, 부상 위험도 줄어든다. 대신 정신을 집중한 채 자세를 유지해야 한다.

피트볼 위에서 모든 위밍업을 하고 싶지 않을 때에는 몇 분간 팔을 흔들며 제자리걸음을 한다. 그 다음 피트볼로 하는 위밍업을 몇 가지만 골라 실시한다.

33~39쪽에 스트레칭 방법을 몇 가지 소개하였다. 위밍업으로 반드시 해야 하는 것은 아니지만 소개한 대로 스트레칭을 하면 육체적으로나 정신적으로 더 완벽하게 준비가 되었다고 느낄 것이다. 운동할 주요 근육 부위를 스트레칭으로 풀어주라.

몸이 단련되면 위밍업 시간은 줄어든다. 그러나 4~5분 이하로 줄여서는 안 된다. 각각의 자세에 익숙해지고 몸의 구석구석에까지 효과가 미치도록 자세를 바르게 해주는 운동(26쪽 참조)으로 시작하라.

등 펴기

회	세트
1	1

척추를 원래의 자연스러운 곡선대로 펴주는 동작이다.
이 자세를 취하면 척추가 뒤틀리는 것을
막을 수 있을 뿐만 아니라 자세를
바르게 하는 데 좋다.

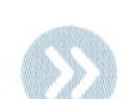 이것이 등 펴기 자세이다. 어깨가 구부정해지고 골반이
한쪽으로 기울거나 등이 굽지 않도록 주의한다.

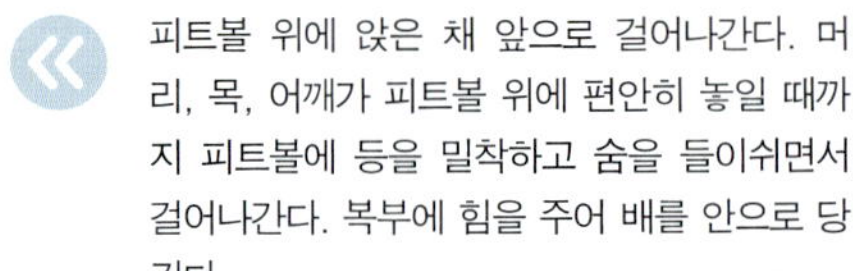

균형 잡기

횟수	세트
1	1

이 동작은 상체와 가슴을 펴주고
복부를 긴장시켜준다.

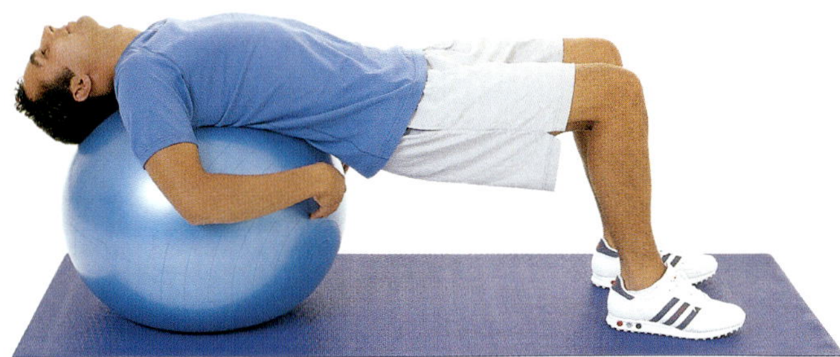

> **Tip** ⚹ **트레이너의 한마디**
>
> **목이 뻣뻣하거나 불편하면 한 손으로 머리 뒤를 받쳐
> 준다.**

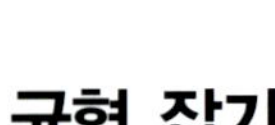 피트볼 위에 앉은 채 앞으로 걸어나간다. 머
리, 목, 어깨가 피트볼 위에 편안히 놓일 때까
지 피트볼에 등을 밀착하고 숨을 들이쉬면서
걸어나간다. 복부에 힘을 주어 배를 안으로 당
긴다.

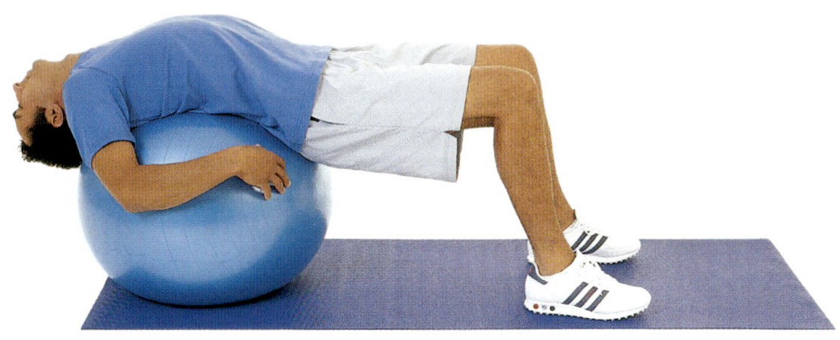 엉덩이와 다리에 힘을 주어 골반을 평평하게
유지한다. 머리와 등이 피트볼 뒤쪽에 놓이도
록 안쪽으로 조금 걸어 들어간다. 숨을 내쉬고
복근을 당기면서 피트볼 쪽으로 걸어 들어가
처음 자세로 돌아간다. 이때 턱은 약간 당기고
자세는 곧게 편다.

복근운동 : 복부에서 등

회	세트
5-6	1

다음 3가지 동작을 마스터하면 등을 지탱해주는
근육이 단련된다. 이 동작은 복근까지
단련해준다. 허리 주위를 빙 둘러 감싸고 있는
복근을 단련하면 배가 들어간다.

손을 부채처럼 활짝 펴서 배 아랫부분에 갖다 대고
심호흡을 한다. 숨을 들이마셨다가 내쉴 때 손과
배가 떨어질 정도로 배를 안쪽으로 잡아당긴다. 그
런 다음 원위치로 돌아온다.

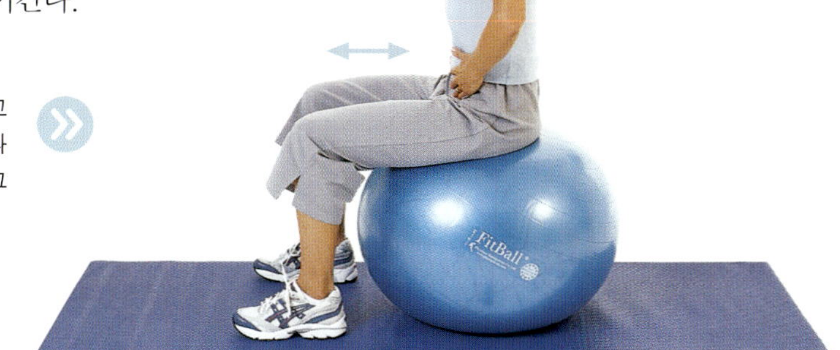

복근운동 : 갈비뼈에서 엉덩이 ❶

횟수	세트
4-5	1

흉곽과 골반을 통제하는 근육을 단련시키는 동작이다.
갈비뼈와 엉덩이를 함께 움직여야 효과적으로
복근운동을 할 수 있다.

숨을 들이쉬며 준비한다. 갈비뼈가 내려가는 느낌
으로 숨을 내쉰다. 숨을 들이쉬면서 등 펴기 자세로
돌아간다.

복근운동 : 갈비뼈에서 엉덩이 ❷

횟수	세트
4-5	1

이 운동은 복근 단련하기(78쪽 참조)의
준비자세로도 효과적이다.

피트볼에 등을 댄 다음 바로 위의 동작을 실시한
다. 머리가 뒤로 넘어가지 않도록 턱 아래에 오렌
지가 있다고 상상하라. 숨을 들이쉬라. 그 다음 갈
비뼈가 엉덩이를 향해 내려가는 느낌으로 숨을 내
쉬어라. 등 펴기 자세로 돌아간다.

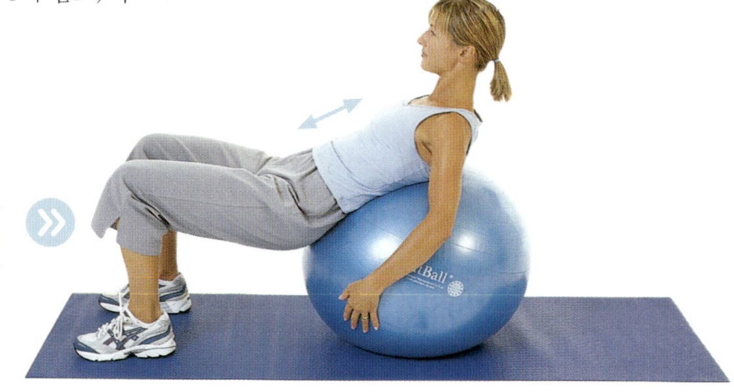

어깨 돌리기

회	세트
6-8	2

이 동작은 어깨 근육을 활성화시킨다. 규칙적으로 꾸준히 실시하면 어깨 움직임이 편해지고 자세도 좋아진다. 뿐만 아니라 어깨 근육을 이완시켜 가슴을 펴주는 효과도 있다.

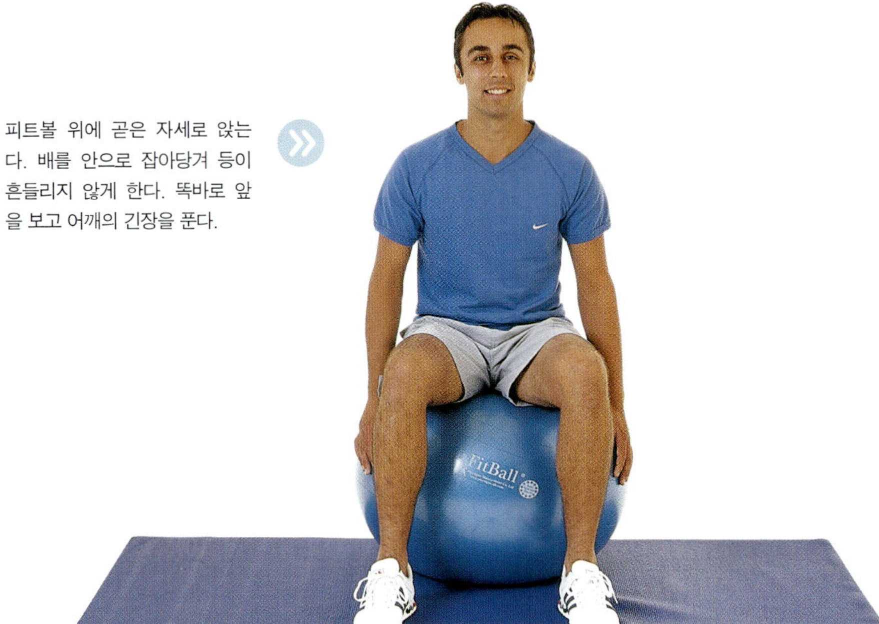

피트볼 위에 곧은 자세로 앉는다. 배를 안으로 잡아당겨 등이 흔들리지 않게 한다. 똑바로 앞을 보고 어깨의 긴장을 푼다.

어깨를 천천히 들어올려 뒤로 돌린 후 어깨를 아래로 늘어뜨렸다가 시작자세로 돌아온다. 이 동작을 1세트 실시한다. 앞 동작과 똑같이 어깨를 들어올리되 이번에는 앞으로 돌려준다. 어깨를 아래로 늘어뜨렸다가 다시 시작자세로 돌아온다. 이 동작을 1세트 실시한다.

Tip ❋ 트레이너의 한마디

❶ 손을 편안히 내리고 어깨를 돌린다.

❷ 배를 안으로 잡아당긴다.

피트볼 튀기기 ❶

회	세트
8-10	1-2

이 준비운동은 굉장히 재미있고 동심으로 돌아간 듯해서
웃음이 절로 나온다. 절도 있게 이 동작을 실시하면
척추 디스크의 움직임이 좋아지고,
주위 근육과의 협조관계도 개선된다.

피트볼 위에 곧은 자세로 앉는다. 무릎이 발 위쪽
에 오게 하고 손은 옆으로 내린다. 배는 안으로 잡
아당기고 피트볼 위에서 엉덩이로 뛴다.

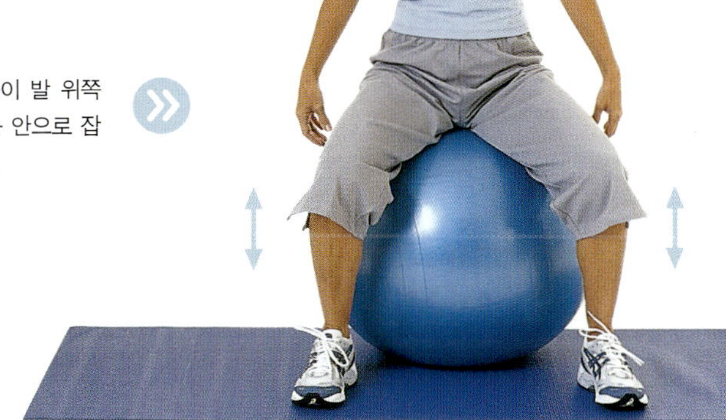

피트볼 튀기기 ❷

회	세트
8-10	1-2

앞 동작을 더 발전시킨 준비운동이다. 앞 동작보다 훨씬 더
강하게 뛰기 때문에 주위 근육의 협조를 더 강화시킨다. 몸을 움직이는
범위도 넓어지고 어깨 근육도 단련된다.

앞 동작의 시작 자세처럼 팔을 머리 위로 들어올리
고, 피트볼 위에서 엉덩이로 뛴다. 그 다음에는 팔
을 내리고 뛴다.

Tip ✿ 트레이너의 한마디

배를 안으로 끌어당겨 복부가 팽팽하게 긴장된 상태로
실시한다. 뛰는 동안 배의 힘을 빼지 않는다.

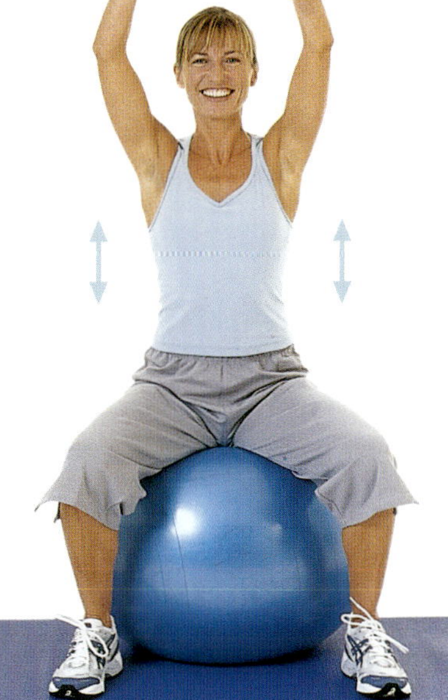

몸통 뒤틀기

회	세트
6-8	1

이 동작은 엉덩이 위쪽을 펴게 만들어서 상체 근육의 동작범위를 넓혀주고 자세를 개선시킨다. 또한 몸통을 돌릴 때 사용하는 근육을 단련하면 자연스럽게 자세가 바로잡히고, 앞으로의 훈련에도 대비가 된다.

피트볼 위에 똑바로 앉는다. 팔은 어깨 높이로 앞으로 뻗은 다음 팔꿈치를 구부려 한 손을 다른 손 위에 올린다. 몸은 곧게 펴 힘을 준 상태를 유지한다. 엉덩이는 움직이지 않고 똑바로 정면을 향한다.

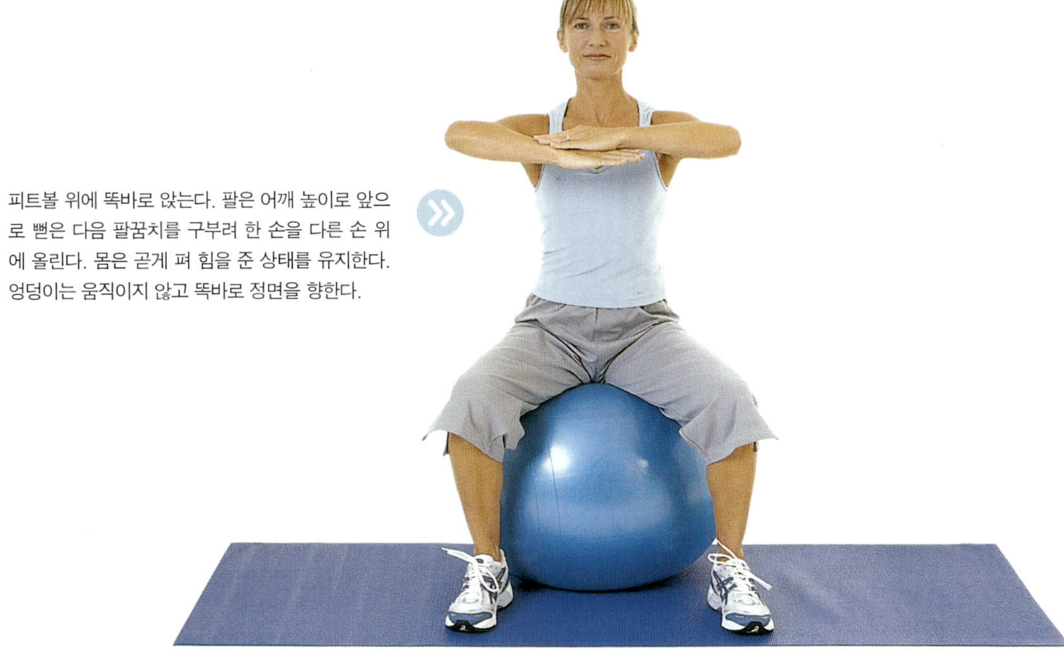

허리 위쪽 상체를 천천히 돌려 오른쪽 어깨 너머를 본다. 그 상태로 2초 정도 멈추었다가 원위치로 돌아온다. 이번에는 몸을 편 채 몸통을 돌려 반대쪽으로 돌려 왼쪽 어깨 너머를 본다. 이 동작을 하는 동안 엉덩이는 앞을 향한다.

Tip ✴ 트레이너의 한마디

❶ 배를 평평하게 한 채 복근이 코르셋처럼 몸통을 싸고 있다고 상상한다.

❷ 운동 중 계속 배를 안으로 잡아당기고 있어야 한다.

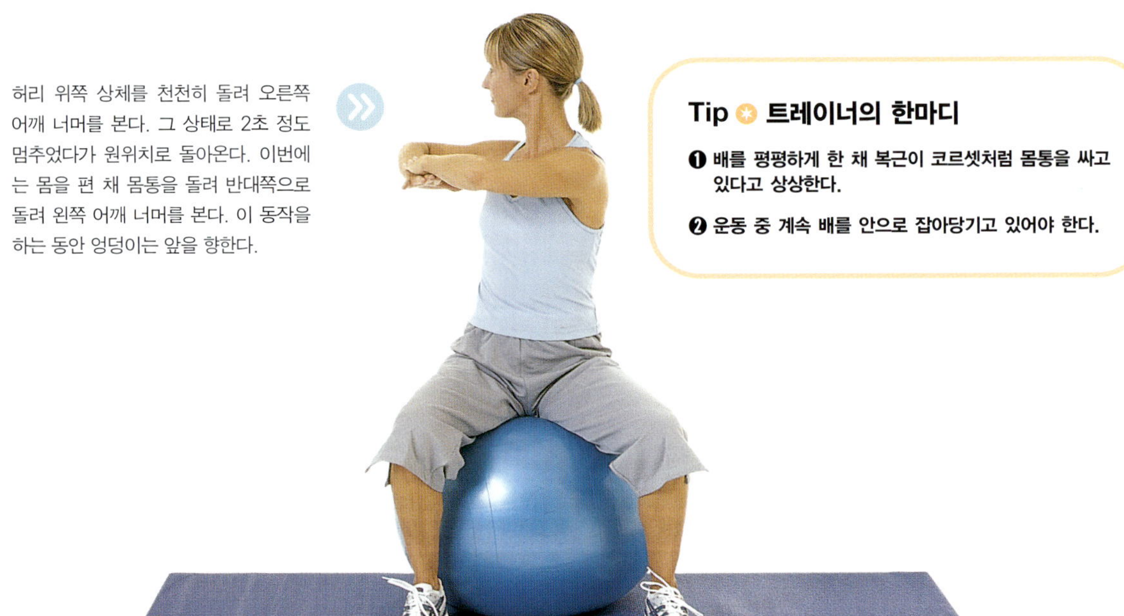

로큰롤

회	세트
6-8	1

골반을 흔드는 동작으로 등 아래쪽과 골반의 활동범위를 넓혀준다.
근육을 이완시켜주는 동시에 앞으로 하게 될
동작에 대비하여 척추 아랫부분을 강화시켜준다.

등 펴기 자세(26쪽 참조)로 피트볼 위에 똑바로
앉는다. 무릎이 발 위쪽에 오도록 하고, 손은 허리
아래에 둔다. 상체를 뒤쪽으로 기울이면서 피트볼
을 앞으로 굴린다.

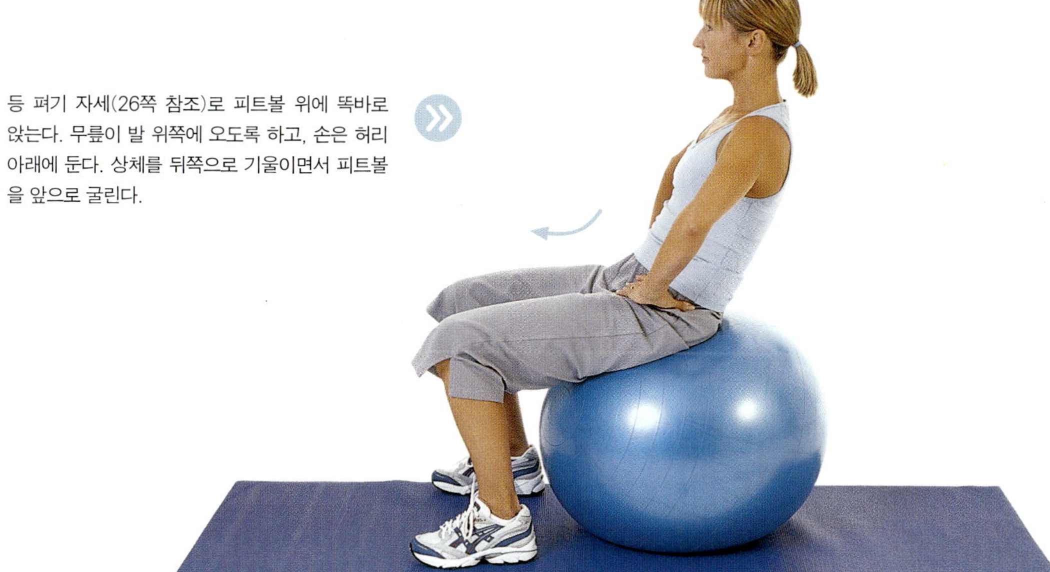

시작자세인 등 펴기 자세로 돌아간다. 상체를 앞
으로 숙이면서 피트볼을 뒤로 굴린다. 등이 자연
스럽게 곡선을 이룰 것이다. 다시 등 펴기 자세로
돌아간다.

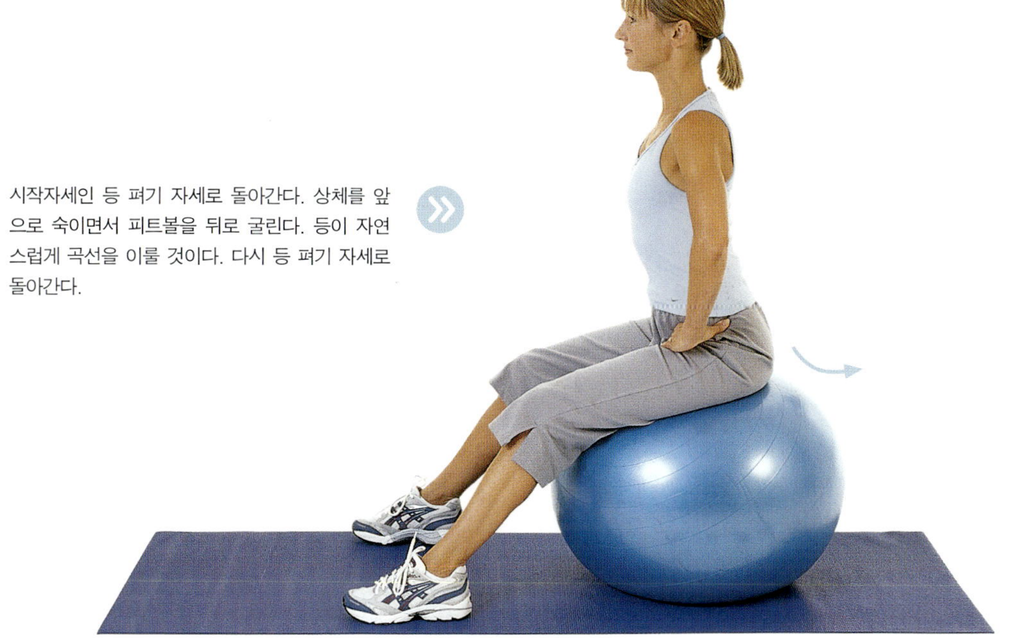

엉덩이 돌리기

회	세트
8	1

척추와 엉덩이의 유연성을 향상시키는 데 효과적인 준비운동이다.
몸이 뻣뻣할 정도로 긴장돼 있을 때 몸을 풀기 위한 동작으로 활용해도 좋다.

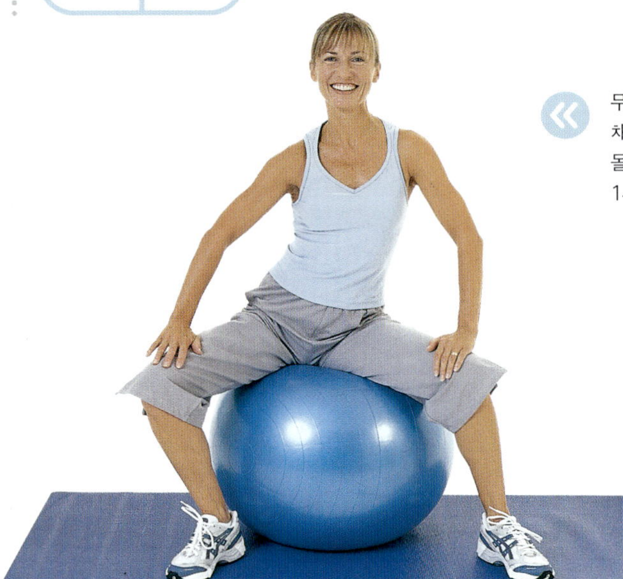

무릎이 발 위쪽에 오도록 하고 손은 허벅지에 올린
채 피트볼 위에 앉는다. 엉덩이를 시계방향으로 8번
돌린 후 시계 반대방향으로 8번 돌린다. 이 동작은
1세트를 실시한다.

Tip ⊛ 트레이너의 한마디

❶ 엉덩이를 돌리는 동안 머릿속으로 원을 그린다.

❷ 원을 그릴 때 심하게 엉덩이를 돌리지 않는 것이
좋다.

엉덩이 8자로 돌리기

회	세트
8	1

엉덩이 돌리기와 같은 동작이지만 난이도가 높다. 이 동작은
몸의 균형을 잡느라 각 부위의 근육을 모두 사용하게 만든다.
그 때문에 자연스럽게 정신을 집중하게 돼 머릿속을 맑게 해준다.

피트볼 위에서 똑바로 앉는다.
엉덩이를 수평으로 움직여 8자
를 그린다. 한쪽 방향으로 하나
의 원을 그리고, 반대방향으로
또 하나의 원을 그린다. 이 동작
을 하는 동안 배는 안으로 잡아
당긴다.

무지개

회	세트
4-5	1

몸통의 유연성을 증가시키는 스트레칭이다. 몸통을 부드럽게 펴주는
동작을 통해 몸통을 감싸는 근육과 허리 근육까지 단련할 수 있다.
또한 등뼈를 부드럽게 펴게 되므로 등의 통증을 완화시키는 데에도 도움이 된다.

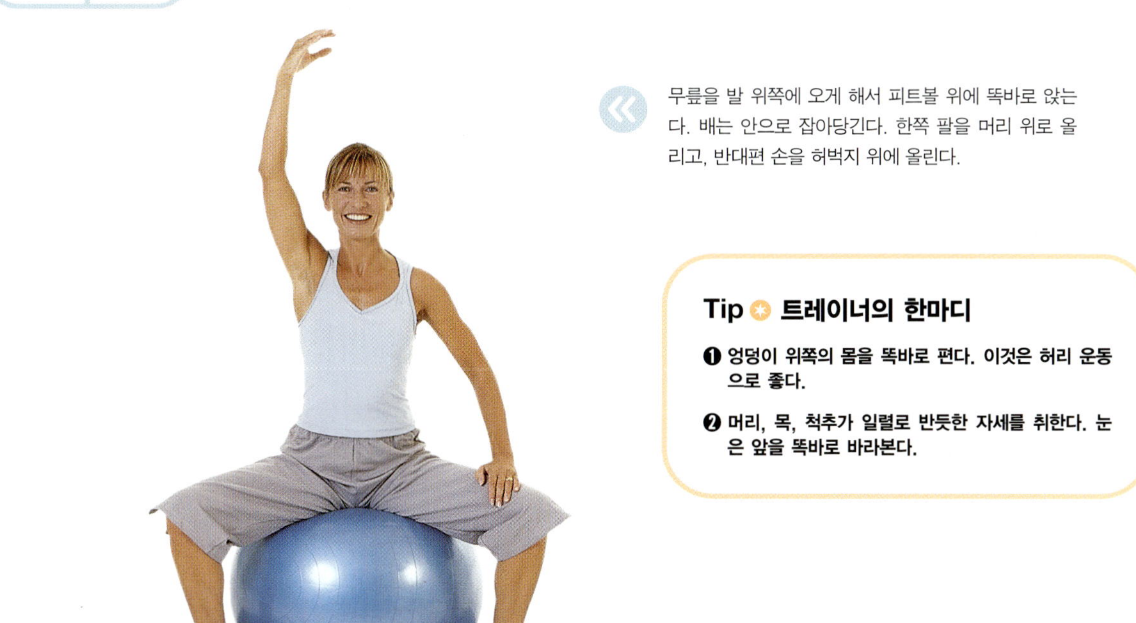

무릎을 발 위쪽에 오게 해서 피트볼 위에 똑바로 앉는
다. 배는 안으로 잡아당긴다. 한쪽 팔을 머리 위로 올
리고, 반대편 손을 허벅지 위에 올린다.

Tip ● 트레이너의 한마디

❶ 엉덩이 위쪽의 몸을 똑바로 편다. 이것은 허리 운동
으로 좋다.

❷ 머리, 목, 척추가 일렬로 반듯한 자세를 취한다. 눈
은 앞을 똑바로 바라본다.

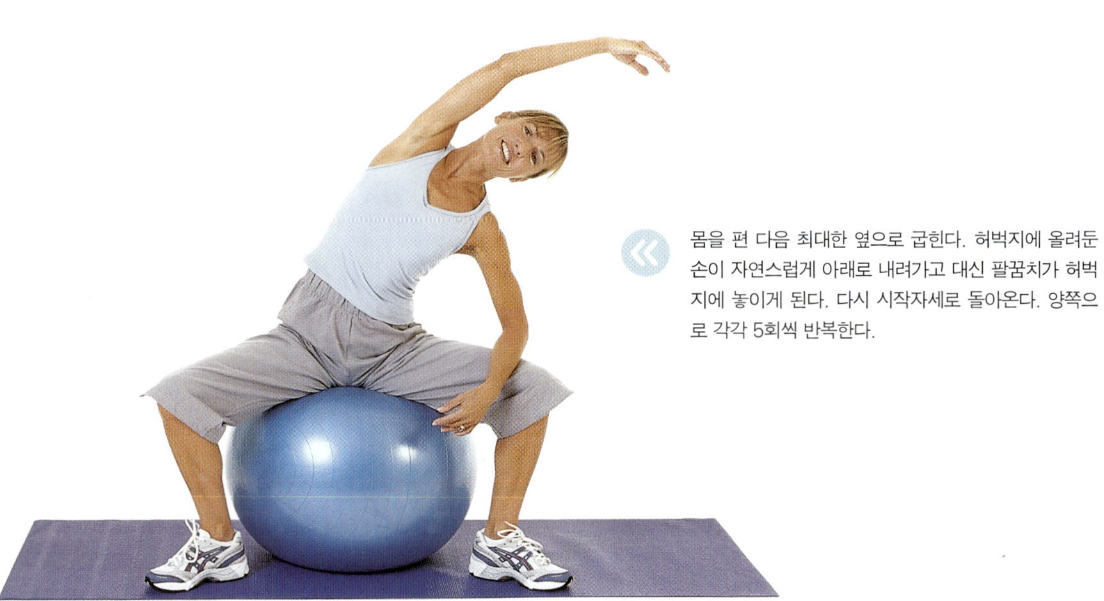

몸을 편 다음 최대한 옆으로 굽힌다. 허벅지에 올려둔
손이 자연스럽게 아래로 내려가고 대신 팔꿈치가 허벅
지에 놓이게 된다. 다시 시작자세로 돌아온다. 양쪽으
로 각각 5회씩 반복한다.

다리 펴기 ❶

**20초 동안
유지한다**

이 동작은 다리 근육을 펴주면서 긴장을 완화시켜준다.
이렇게 다리 근육을 강하고 유연하게 단련하면 등 아래쪽의
경직된 부분이 풀어져 부상을 방지할 수 있다. 이 동작은 다리운동이나
유산소운동의 준비운동으로 활용하면 좋다.

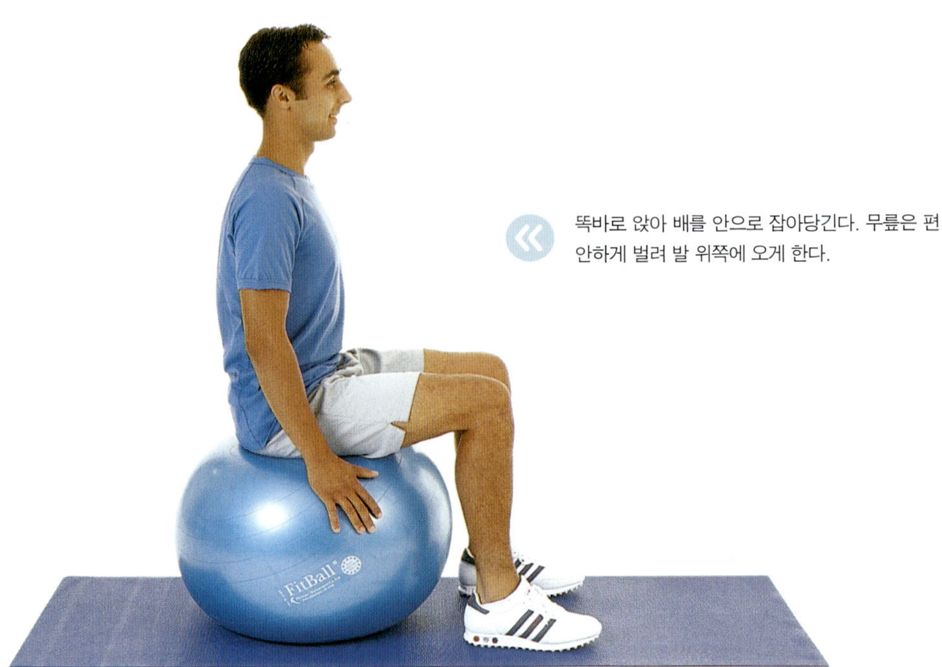

《 똑바로 앉아 배를 안으로 잡아당긴다. 무릎은 편
안하게 벌려 발 위쪽에 오게 한다.

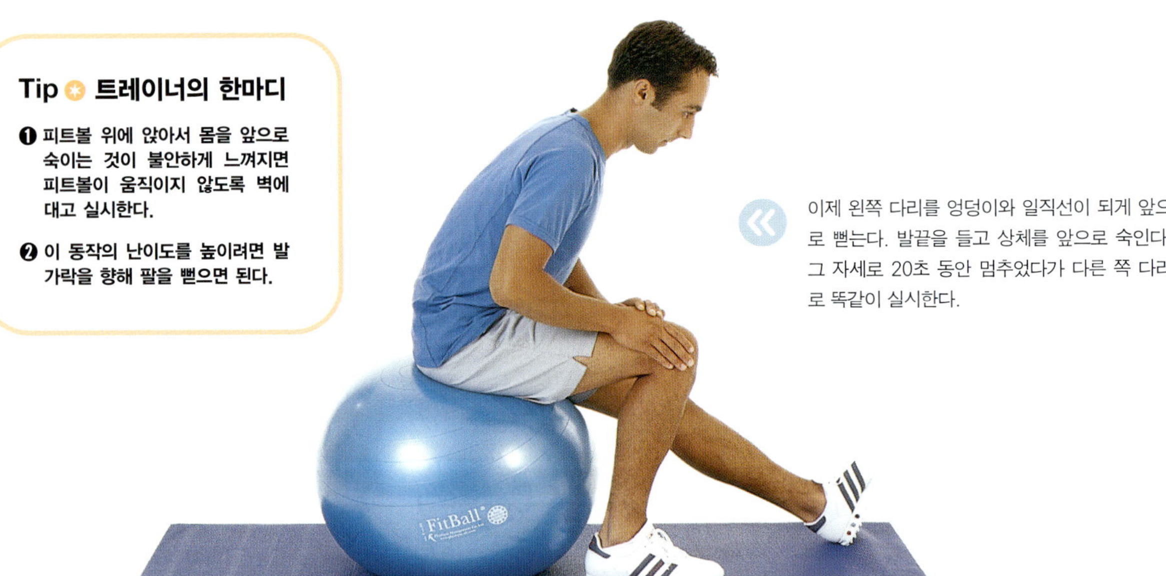

Tip ✦ 트레이너의 한마디

❶ 피트볼 위에 앉아서 몸을 앞으로
숙이는 것이 불안하게 느껴지면
피트볼이 움직이지 않도록 벽에
대고 실시한다.

❷ 이 동작의 난이도를 높이려면 발
가락을 향해 팔을 뻗으면 된다.

《 이제 왼쪽 다리를 엉덩이와 일직선이 되게 앞으
로 뻗는다. 발끝을 들고 상체를 앞으로 숙인다.
그 자세로 20초 동안 멈추었다가 다른 쪽 다리
로 똑같이 실시한다.

다리 펴기 ❷

허벅지 앞쪽 근육을 펴주는 동작이다. 피트볼운동이나 유산소운동의 준비운동으로도
활용할 수 있다. 대부분의 육체활동이 이 근육을 중심으로 이루어지므로
이 동작을 규칙적으로 실시해 허벅지 근육을 길고 가늘게 유지하는 것이 좋다.

피트볼 위에 앉은 채 머리, 목, 어깨가 피트볼 위에 놓일 때까지 천천히 앞으로 걸어나간다. 배를 안으로 잡아당기고 손을 허리 아래로 올린다. 무릎은 발 위쪽에 오게 한다. 

> ### Tip ✿ 트레이너의 한마디
> ❶ 엉덩이가 아래로 처지지 않게 한다.
> ❷ 등이 움직이지 않도록 배를 안으로 잡아당긴다.

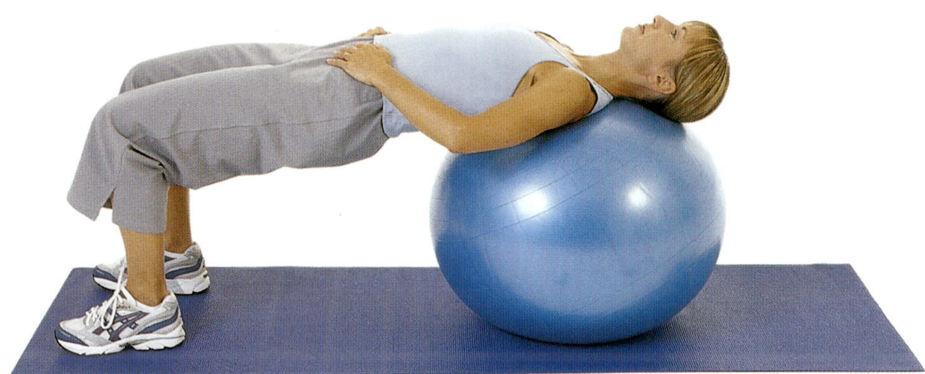

왼쪽 발뒤꿈치를 든다. 20초 동안 멈추었다가 반대쪽도 똑같이 실시한다. 

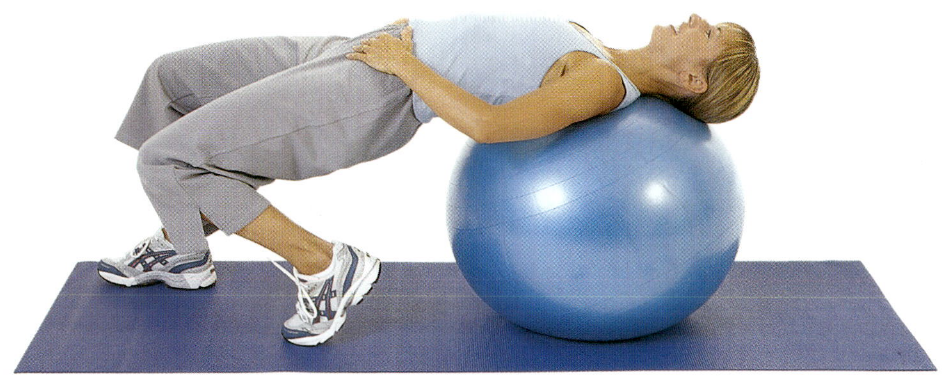

엉덩이 내밀기

엉덩이 근육들을 이완시키는 데 좋은 준비운동이다. 준비운동에서 엉덩이 근육을 풀어주는 것을 잊기 쉽다. 그러나 엉덩이 근육을 단련하지 않으면 길이가 짧아져서 등 아래쪽에 통증을 일으킬 수 있다. 이 동작은 엉덩이 유연성을 높여주므로 책상 앞이나 운전대 앞에서 오랜 시간을 보내는 사람들에게 좋다.

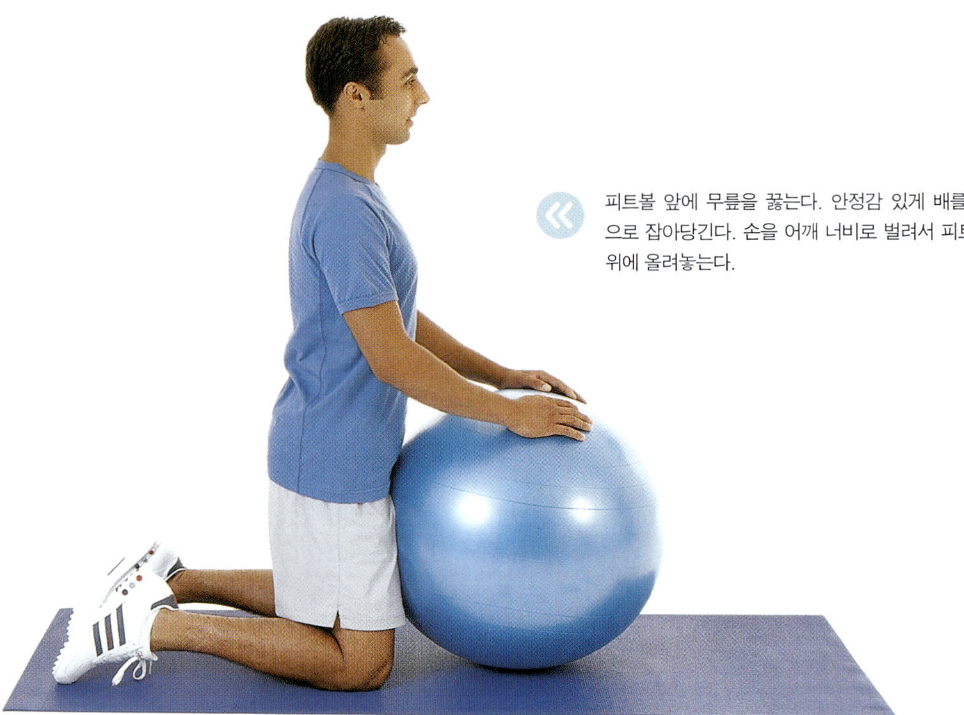

피트볼 앞에 무릎을 꿇는다. 안정감 있게 배를 안으로 잡아당긴다. 손을 어깨 너비로 벌려서 피트볼 위에 올려놓는다.

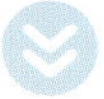

왼쪽 무릎을 구부려 피트볼 옆에 댄 다음 피트볼을 굴려 그 위에 몸을 엎드린다. 오른쪽 다리는 뒤로 쭉 뻗는다. 15~20초 동안 멈추었다가 반대쪽 다리도 똑같이 실시한다.

Tip ✱ 트레이너의 한마디

쉽고 간단한 동작이라 무리하는 경우가 많은데, 스트레칭은 절대 무리해서는 안 된다.

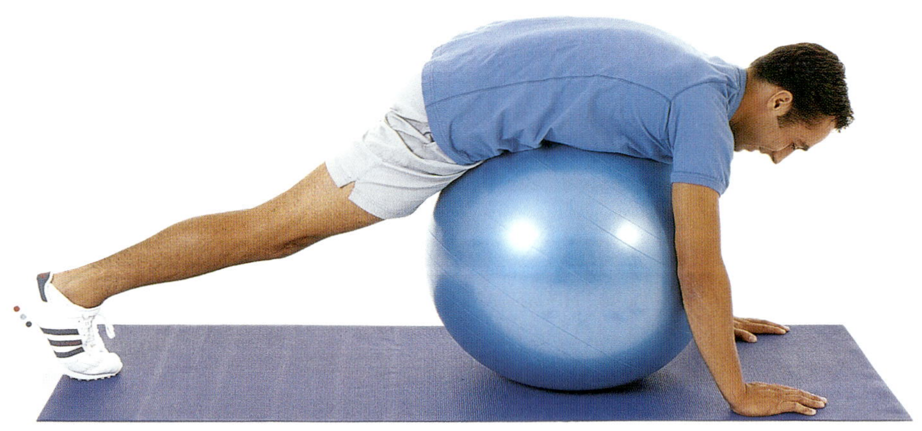

위쪽 등 펴기

10초 동안 유지한다

온몸의 긴장을 완화해주고 유연성을 길러준다. 운동 전,
특히 상체운동을 하기 전에 하면 좋다. 쉬운 동작이므로 오랜 시간 앉아서 일하거나,
장시간 몸을 굽히거나, 규칙적으로 무거운 짐을 나르는 사람들이
매일 실시하면 효과가 좋다.

똑바로 앞을 바라본 채 배를 안으로
잡아당기고 피트볼 위에 바르게 앉는
다. 무릎은 발 위쪽에 오게 한다.

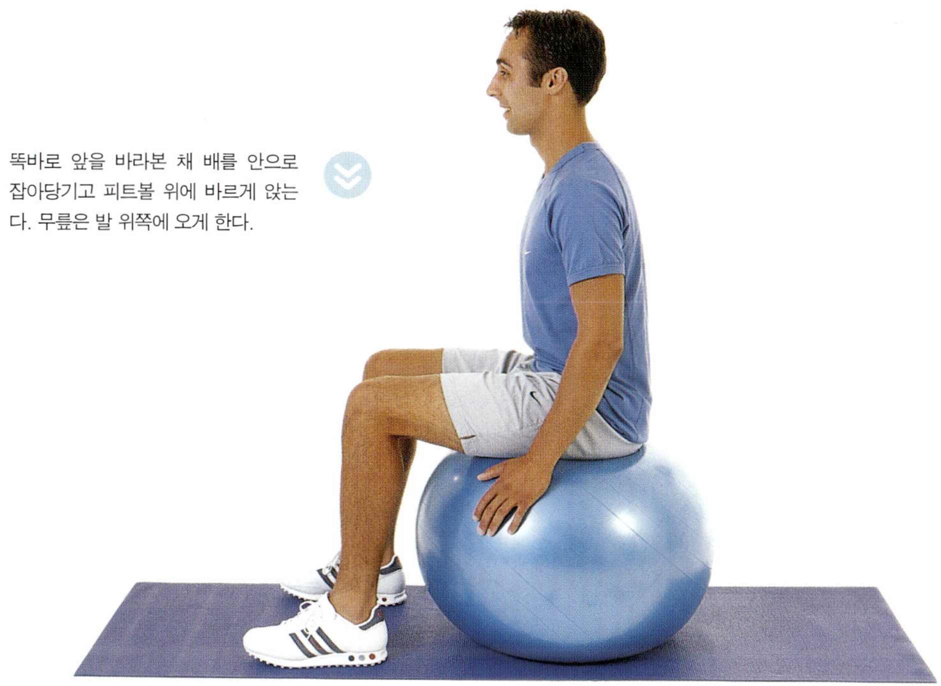

팔을 앞으로 뻗어 두 손을 꼭 잡는다.
그 상태로 10초 동안 유지한다.

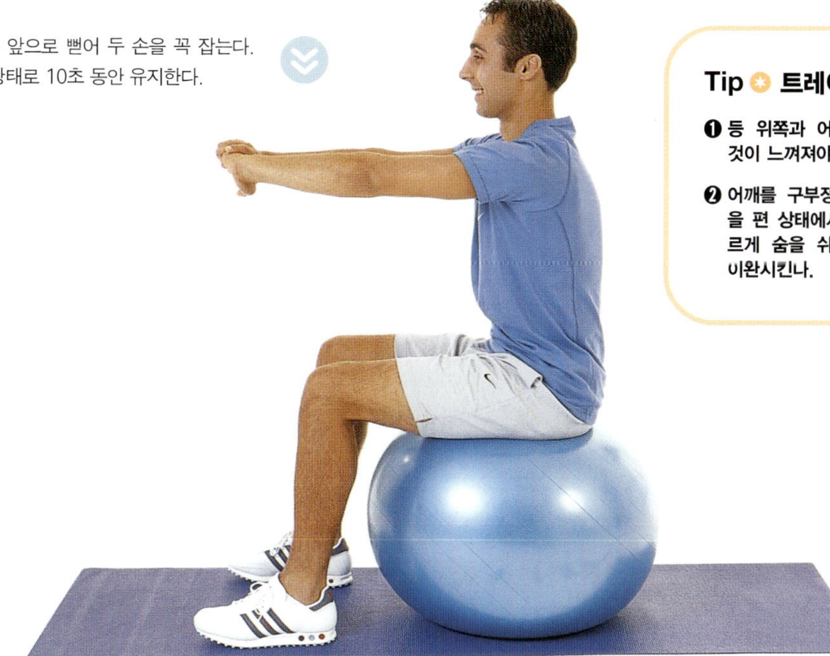

Tip ✱ 트레이너의 한마디

❶ 등 위쪽과 어깨 뒤쪽이 당겨지는
것이 느껴져야 한다.

❷ 어깨를 구부정하게 하지 말라. 팔
을 편 상태에서 천천히, 그리고 고
르게 숨을 쉬면서 어깨의 긴장을
이완시킨나.

앉아서 가슴 펴기

10초 동안 유지한다

가슴의 힘과 유연성을 유지해주는 필수 동작이다. 가슴 부위는 쉽게 긴장한다. 그것이 누적되면 근육이 경직되거나 자세가 나빠진다. 규칙적인 스트레칭으로 가슴 부위의 긴장을 풀어주어야 한다.

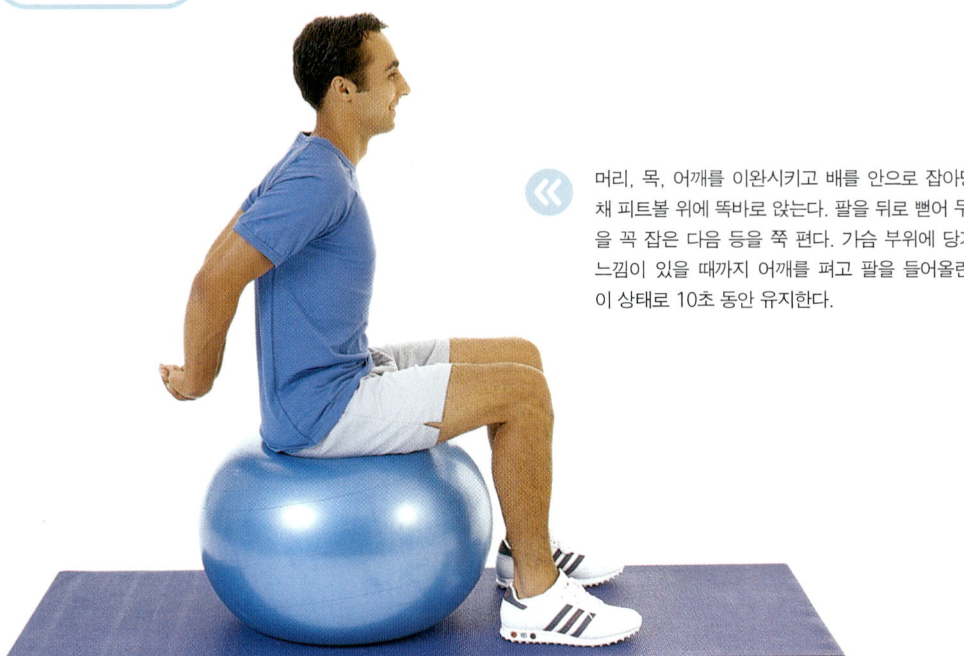

머리, 목, 어깨를 이완시키고 배를 안으로 잡아당긴 채 피트볼 위에 똑바로 앉는다. 팔을 뒤로 뻗어 두 손을 꼭 잡은 다음 등을 쭉 편다. 가슴 부위에 당기는 느낌이 있을 때까지 어깨를 펴고 팔을 들어올린다. 이 상태로 10초 동안 유지한다.

무릎 꿇고 가슴 펴기

10초 동안 유지한다

앉아서 가슴 펴기 스트레칭과 마찬가지로 가슴을 펴줄 뿐만 아니라 가슴을 양쪽으로 나누어 운동하게 하는 동작이다. 앉아서 가슴 펴기 동작을 대체할 수 있는 효과적인 스트레칭이다.

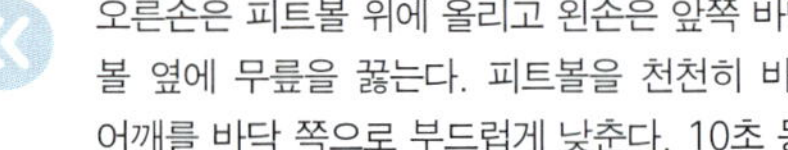

오른손은 피트볼 위에 올리고 왼손은 앞쪽 바닥에 댄 채 피트볼 옆에 무릎을 꿇는다. 피트볼을 천천히 바깥으로 굴린다. 어깨를 바닥 쪽으로 부드럽게 낮춘다. 10초 동안 멈추었다가 반대편쪽도 똑같이 실시한다.

Tip ⊕ 트레이너의 한마디

❶ 등이 힘없이 처지지 않도록 배를 안으로 잡아당긴다.

❷ 양쪽 무릎에 똑같이 체중을 실어 한쪽으로 몸이 쏠리지 않게 한다.

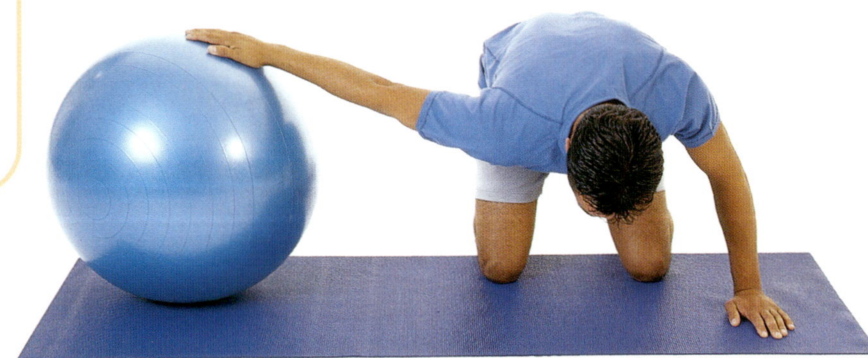

멀리 바라보기

어깨 근육과 가슴까지 펴주는 동작이다. 긴장하면 어깨 부근이 경직되는데
컴퓨터 작업을 많이 할 경우에 그럴 위험이 높아진다.
가슴은 긴장이 잘 쌓이고, 그 영향도 많이 받는 부위이다.
가슴 근육의 유연성을 높이면 자세가 나빠지는 것을 막을 수 있다.

피트볼 위에 앉아 있다가 등이 피트볼 위에 놓일 때
까지 걸어나간다. 머리, 어깨, 목이 피트볼 위에 놓
이게 하고 두 손은 아랫배에 가볍게 올린다.

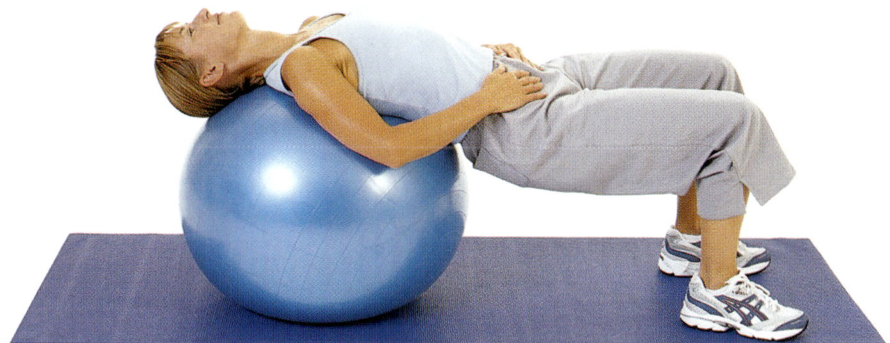

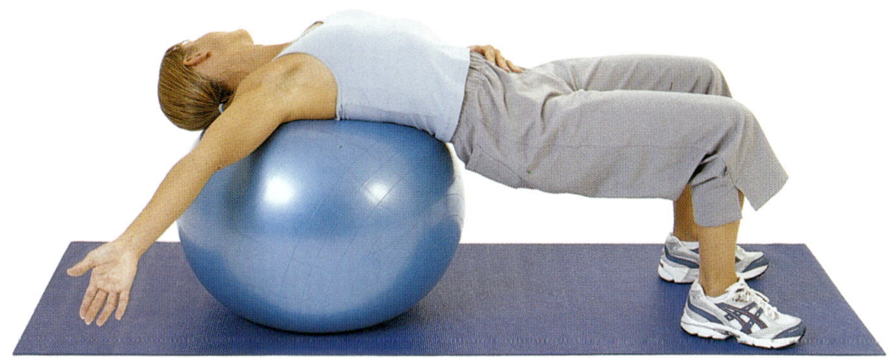

오른팔을 머리 위로 쭉 뻗는다. 손도 쭉 뻗어서 천장
을 향하게 한다. 머리는 반대편으로 돌린다. 잠시 멈
추었다 반대편도 똑같이 실시한다.

Tip ✿ 트레이너의 한마디

❶ 피트볼 위에 등을 완전히 눕힌다.

❷ 머리가 피트볼 밖으로 쑥 삐져나오게 하지 않는다.

2

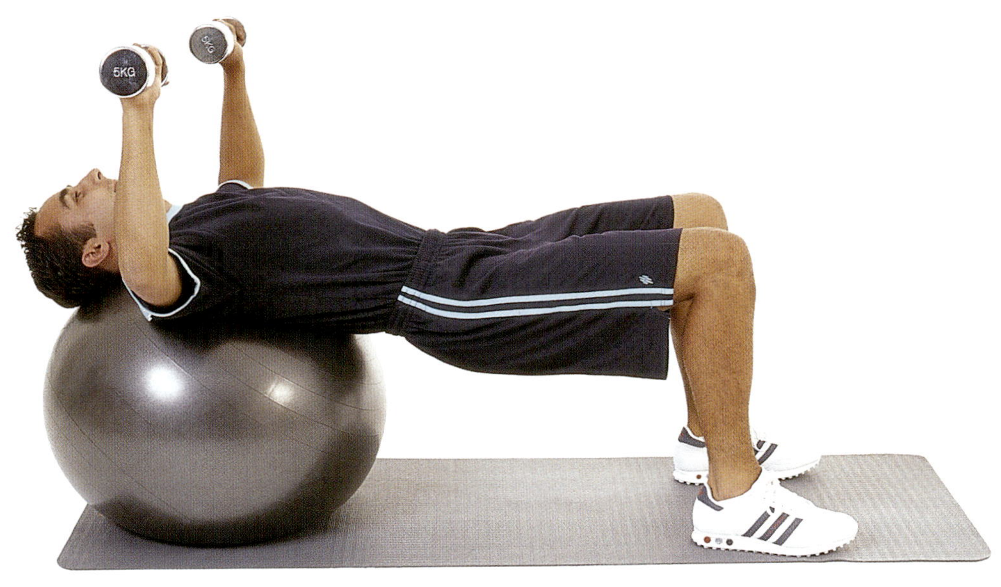

상체

아름다운 가슴과 매끈한 팔을 만든다

이제 허리 위쪽, 즉 상체 단련을 목표로 하는 운동을 살펴보자. 상체운동에서는 어느 한 부분만을 단련하지 않도록 주의해야 한다. 한 부분만 단련하면 근육의 불균형이 초래되어 부상 위험이 높아지고, 몸매도 이상해진다. 균형 잡힌 운동이 최상의 결과를 가져온다는 것을 잊지 말라. 등, 가슴, 어깨, 팔 모두 고르게 단련하도록 힘써라.

여성이 상체를 단련하면 가슴이 아름다워지고, 팔과 어깨 모양도 매력적으로 바뀐다. 상체에 비해 하체가 뚱뚱하면, 상체를 매력적으로 단련해서 사람들의 시선을 상체로 돌려 다른 사람들에게 더 균형 잡힌 모습으로 비춰지게 만들 수 있다.

상체에서 가장 문제가 심각한 부위는 군살이 잘 붙는 팔 뒷부분이다. 이럴 때에는 삼두근 단련동작을 하면 효과가 좋다. 여성들은 남성호르몬인 테스토스테론 분비가 적기 때문에 운동을 해도 삼두근이 아주 커지지 않으므로 걱정할 필요가 없다.

남성들은 균형 잡힌 상체운동으로 힘이 강해지고 근육도 커진다. 여성용보다 무거운 덤벨을 이용해 강도가 더 센 동작, 특히 대단한 도전 동작을 하기 바란다. 가슴이 넓어지고 강인한 등, 근육질의 팔을 얻게 될 것이다.

규칙적인 운동으로 몸매가 아름다워져서 기분도 좋아지지만 무엇보다 건강이 한결 증진된다는 것이 최고의 이점이다.

바퀴 굴리기❶

회	세트
4	1

필수적인 준비운동이다. 이 동작을 잘 익혀두어야 볼 푸시업(48쪽 참조)도 안전하게 실시할 수 있다. 바퀴 굴리기는 상체, 특히 어깨 근육의 힘을 길러주며, 복근과 등 중간 부위를 단련시켜준다.

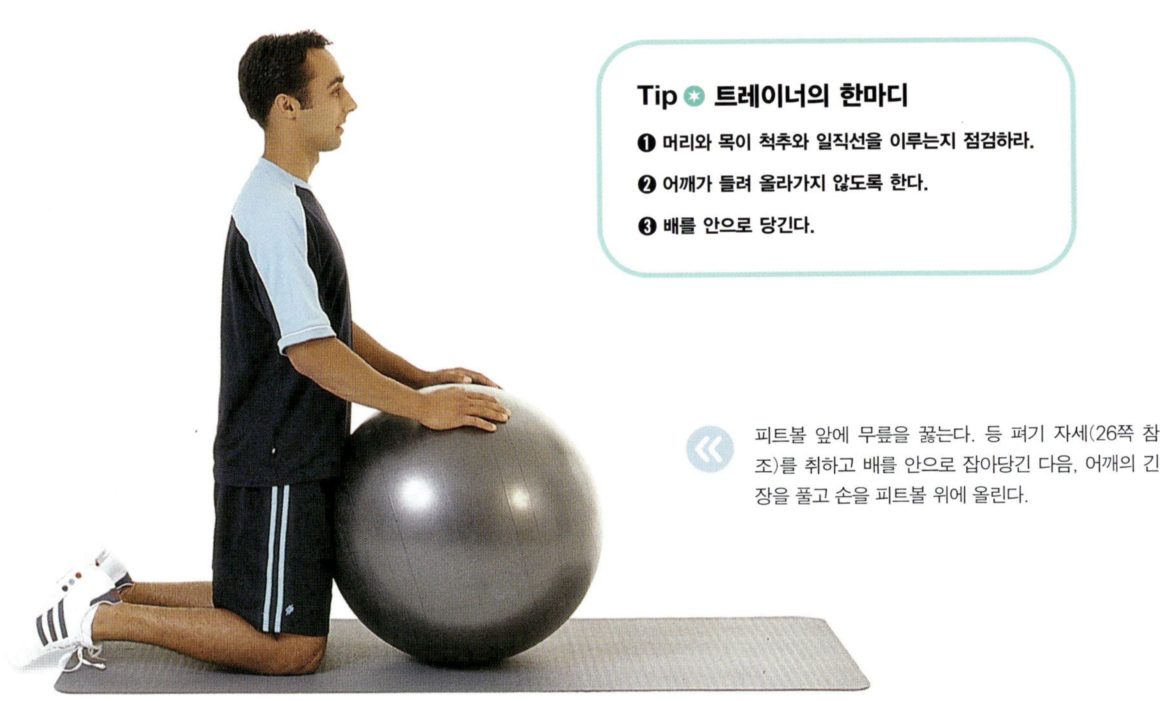

Tip ✱ 트레이너의 한마디

❶ 머리와 목이 척추와 일직선을 이루는지 점검하라.

❷ 어깨가 들려 올라가지 않도록 한다.

❸ 배를 안으로 당긴다.

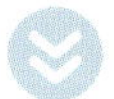 피트볼 앞에 무릎을 꿇는다. 등 펴기 자세(26쪽 참조)를 취하고 배를 안으로 잡아당긴 다음, 어깨의 긴장을 풀고 손을 피트볼 위에 올린다.

손이 바닥에 닿을 때까지 피트볼을 굴리며 그 위에 엎드린다. 체중이 손 위에 어떻게 실리는지 느껴보라.

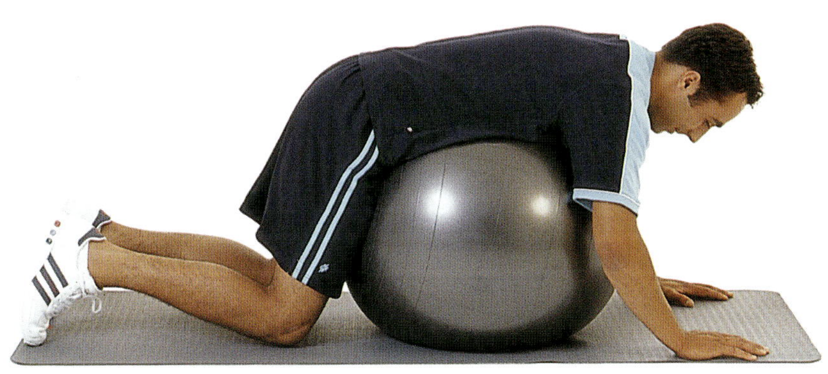

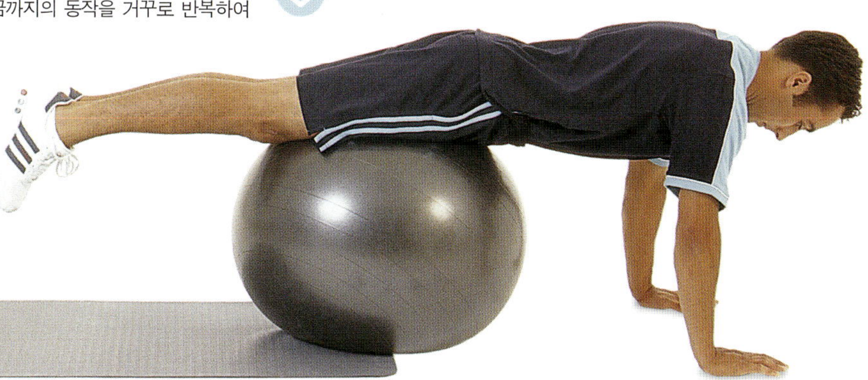

피트볼이 허벅지 아래에 놓이도록 손으로 걸어나간다. 배를 안으로 잡아당겨 엉덩이와 등 아래쪽이 곧게 펴지게 한다. 지금까지의 동작을 거꾸로 반복하여 시작자세로 돌아간다.

바퀴 굴리기 ❷

회	세트
4	1

이 동작은 몸을 지렛대처럼 활용한다. 앞의 동작을 마스터했을 경우에만 이 동작을 시도하라.

기본적으로 동작은 바퀴 굴리기 1과 같다. 단, 피트볼이 정강이 아래로 올 때까지 손으로 걸어나간다는 점이 다르다.

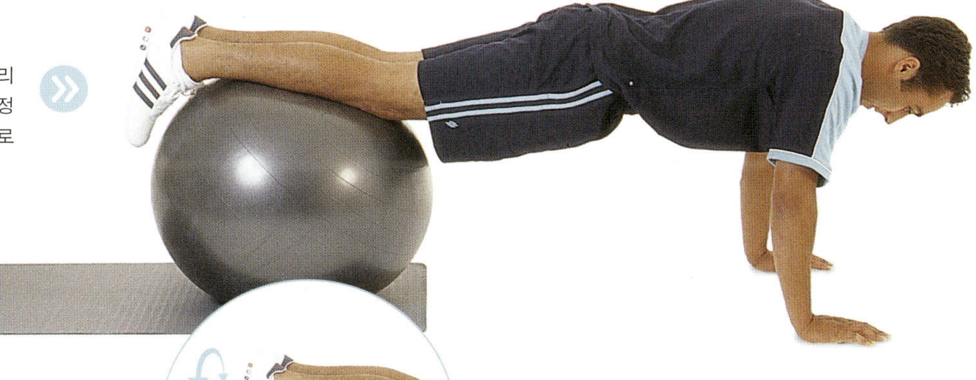

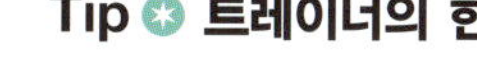

회	세트
8	1

대단한 도전!
난이도를 더 높인 것으로 허벅지 근육을 단련시킨다. 기본적으로 바퀴 굴리기 1과 같은 동작이지만 이번에는 피트볼이 정강이 아래로 올 때까지 손으로 걸어나간다. 정강이 아래에 피트볼이 오면 피트볼을 한쪽으로 굴린다(1회). 그런 다음 반대쪽으로 돌린다.

Tip ✻ 트레이너의 한마디

❶ 몸통이 아래로 처지지 않게 하고 엉덩이 아래에서 피트볼이 멈추지 않게 한다. 안정감 있게 배를 안으로 잡아당긴다.

❷ 발목에서 머리까지 하나의 긴 선이 그어져 있다고 상상하라.

걸어나가기

회	세트
4	1

덤벨을 사용하거나 신체 각 부위에 대한 통제력이 요구되는 동작의 준비운동이다.
걸어나가기와 같은 자세로 시작하는 상체운동들의 준비운동으로도 활용할 수 있다.
엉덩이 근육과 복부 근육이 동시에 단련되고, 몸통과 골반의 힘을 증진시켜준다.
천천히 이 동작을 실시하면서 제대로 자세를 취하고 있는지 확인하라.

피트볼 위에 앉아 몸을 쭉 편다. 배를 안으로 잡아
당기고 등 펴기 자세(26쪽 참조)를 취한다. 목과
어깨의 긴장을 풀고 활짝 편 가슴을 느껴보라.

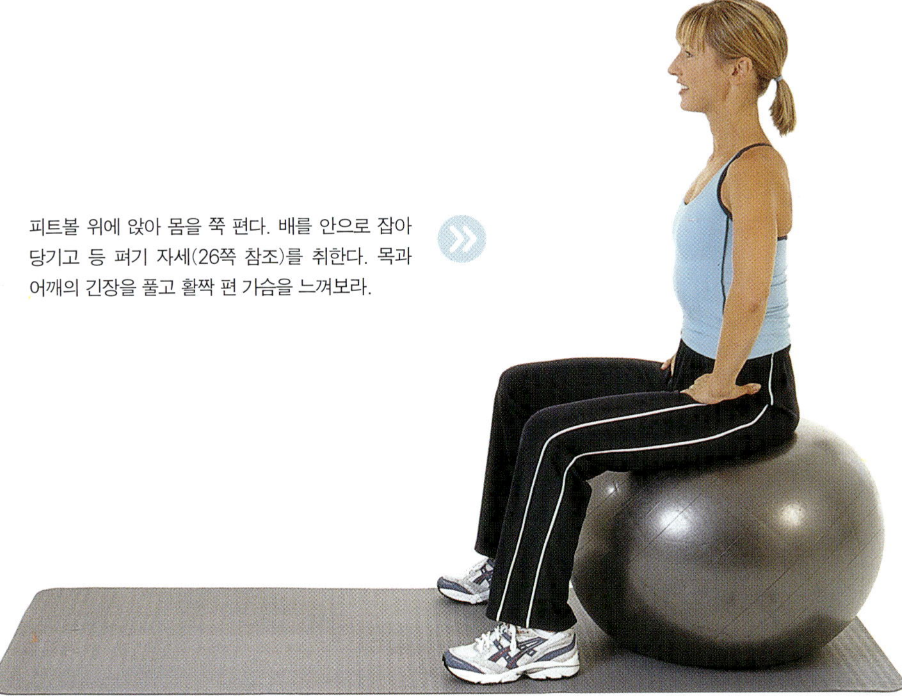

손을 허리 아래에 얹고 피트볼 바깥
쪽으로 천천히 걸어나간다. 이때 턱
은 당기고 등은 둥글게 하여 복부를
움푹하게 만든다.

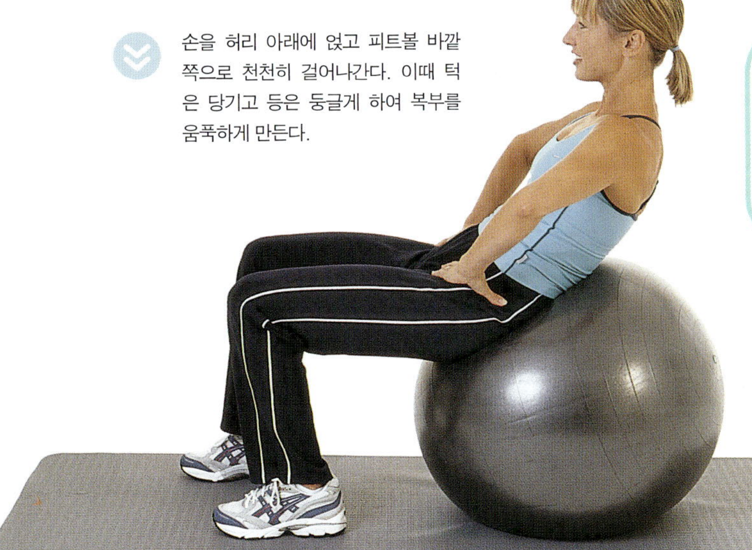

Tip ❋ 트레이너의 한마디

❶ 아이스크림 스푼을 상상하면서 배를 움푹하게
만든다.

❷ 걸어나가는 동안 턱을 안으로 당긴다.

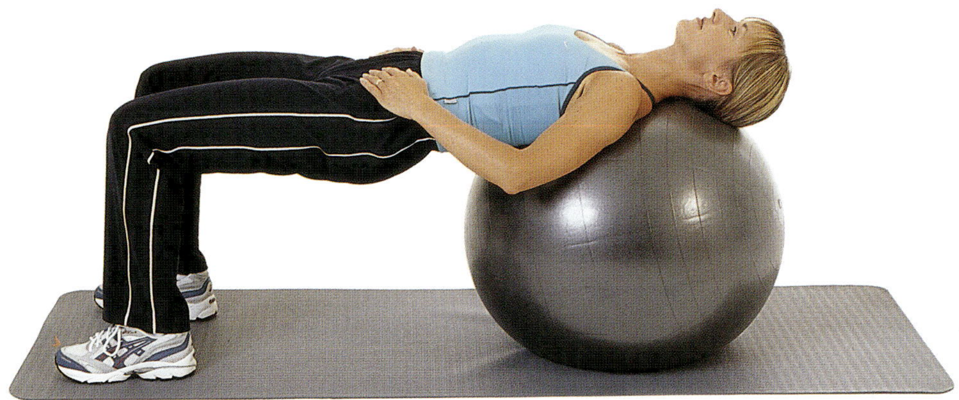

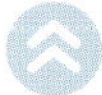 어깨가 피트볼 위에 놓일 때까지 걸어나간다. 머리와 목을 피트볼 위에 편안히 눕힌다. 배는 안으로 잡아당기고 등 펴기 자세를 취한 채 엉덩이 근육으로 몸을 지탱한다.

 처음 자세로 돌아가려면 지금까지의 동작을 반대로 실시하면 된다. 먼저, 피트볼 쪽으로 걸어들어가는데, 이때 턱을 당기고 배도 안으로 잡아당겨 머리에서 배까지 곡선을 이루게 한다.

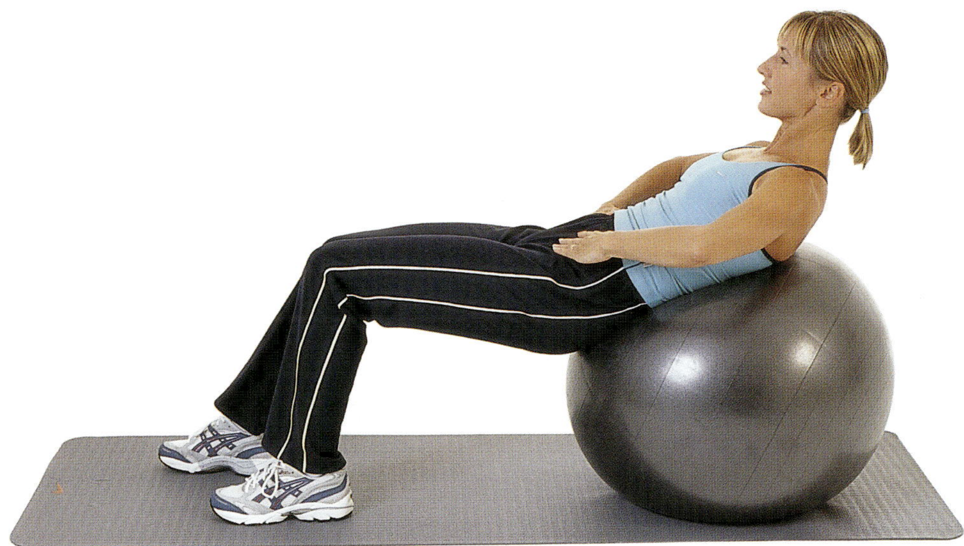

Tip ❋ 트레이너의 한마디

❶ 어깨가 피트볼 위에 놓였을 때 턱이 아래로 당겨지거나 위로 치켜 올라가지 않게 하라.

❷ 목이 죽 길어진 모습을 상상하라.

❸ 이 동작을 하는 동안 아이스크림 스푼 모양으로 움푹하게 된 복부를 상상하라.

❹ 등으로 피트볼을 밀면서 처음 자세로 돌아간다.

떠다니기

회	세트
8-10	1

상체 주요 근육을 사용해 상체가 일직선을 유지하도록 해서
상체의 힘을 길러줌과 동시에 엉덩이 근육을 단련시켜준다.
이 동작은 덤벨을 사용하는 동작들의 준비운동으로도 활용할 수 있다.
또한 체중을 몸의 다른 부위에 어떻게 옮겨 실을지도 체득하게 해준다.

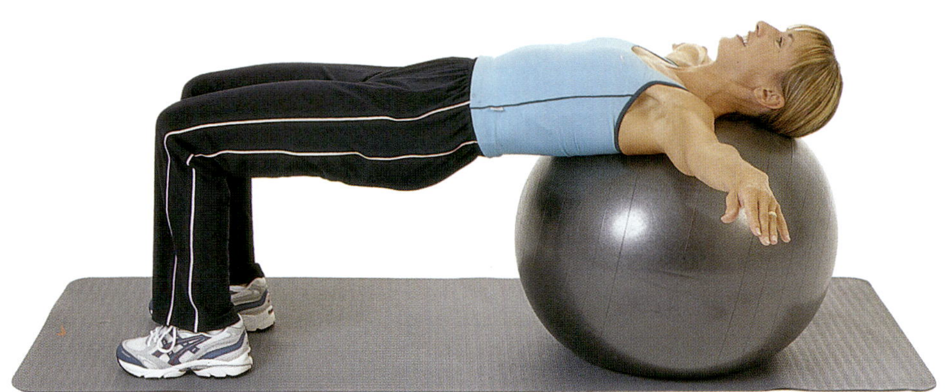

걸어나가기 자세로 시작한다. 즉, 어깨가 피트볼 위에 놓일 때까지 걸어나가되 목과 척추 아래쪽은 등 펴기 자세가 되도록 한다 (26쪽 참조). 팔은 어깨와 수평을 이루게 옆으로 활짝 벌리고 배를 안으로 잡아당긴다.

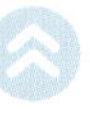
체중을 피트볼 왼쪽에 옮겨 싣는다. 몸과 엉덩이는 직선을 유지하고 발바닥은 바닥에 붙인다. 체중을 왼쪽 엉덩이로 옮겨 싣는 동안 어깨 아래에서 오른쪽으로 구르는 피트볼의 움직임이 느껴질 것이다. 이 동작을 1회 실시한 후 중앙에 체중을 싣는다. 반대쪽으로 되풀이한다. 걸어나가기 자세로 돌아간다.

Tip ✱ 트레이너의 한마디

❶ 배와 엉덩이 근육을 사용하여 몸통을 지탱한다.

❷ 다리는 움직이지 않게 하고, 어깨와 반대방향으로 무릎이 움직이지 않게 주의하라.

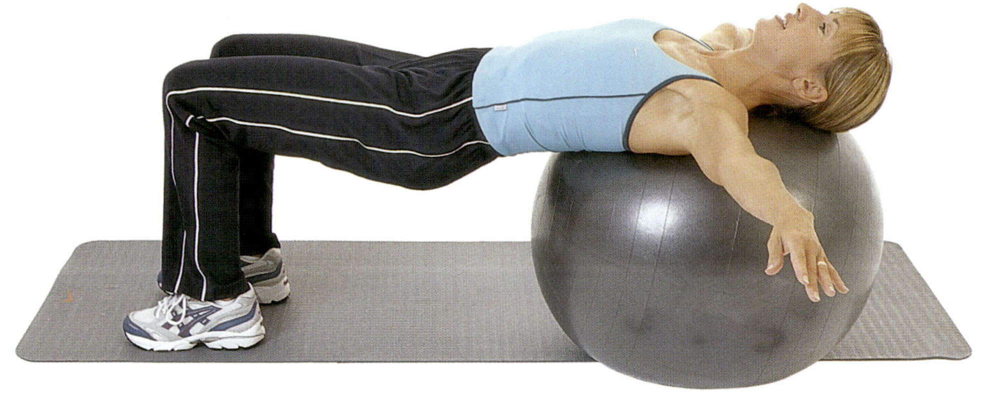

가슴 펴기

회	세트
8-12	1-3

가슴을 강하게 해주는 동작이다. 여성의 경우, 가슴을 받쳐주는
근육을 단련시켜서 가슴 모양을 아름답게 만들어준다.
피트볼로 어깨, 목, 머리를 받친다.
이 동작은 걸어나가기(44~45쪽 참조)를 마스터해야 한다.

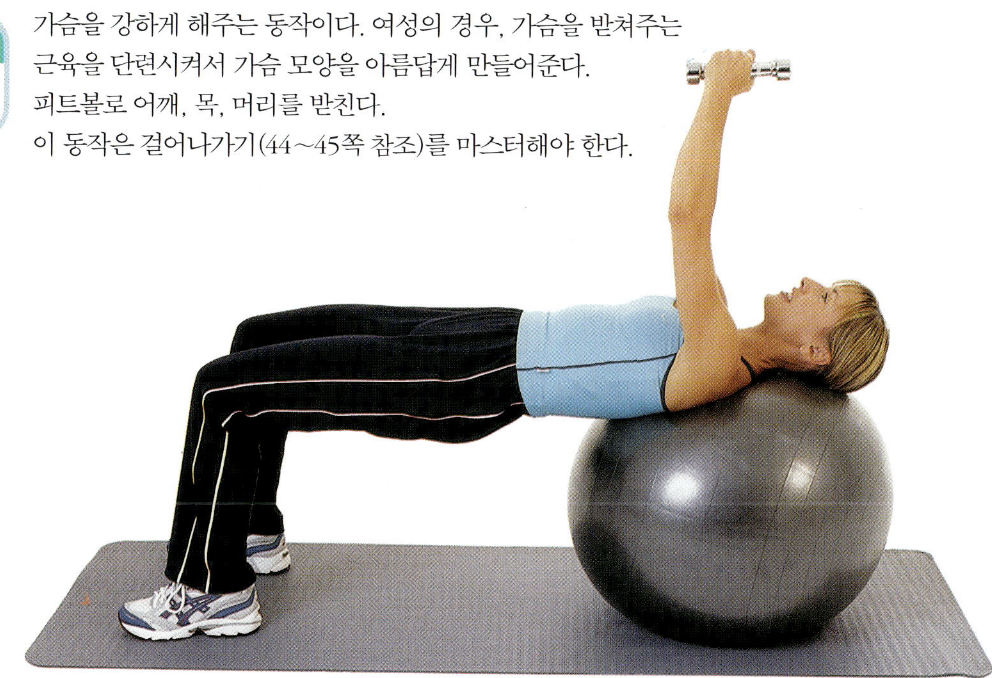

 적절한 덤벨(19쪽 참조)을 들고 걸어나가기 자세로 어깨
가 피트볼 위에 놓이게 한다. 양손에 든 덤벨을 위로 들어
올린다. 두 손이 마주 본 상태에서 팔꿈치를 조금 구부린
다. 시선은 천장을 향하고 무릎은 발 위쪽에 오게 한다. 엉
덩이로 몸이 움직이지 않게 지탱한다.

Tip ✪ 트레이너의 한마디

❶ 등이 움직이지 않도록 배를 안으로 잡아당긴다.

❷ 팔꿈치를 약간 구부려 팔을 움직일 수 있게 한다.

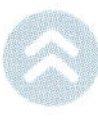 숨을 들이쉬면서 바닥과 평행이 되도록 팔을 밖으로 벌린
다. 숨을 내쉬면서 덤벨을 들어올린다. 이때 가슴 근육이
수축되는 것을 느껴보라.

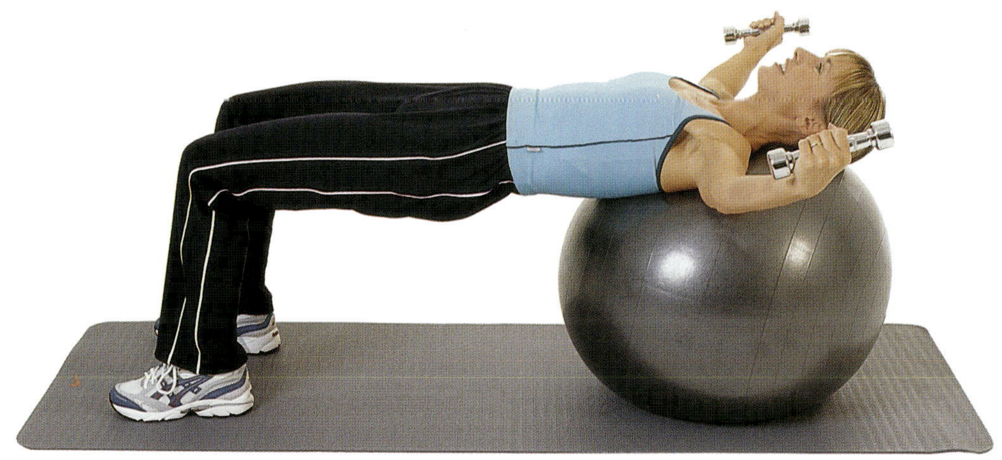

볼 푸시업

회	세트
8-12	1-3

다용도로 활용할 수 있는 동작이다. 가슴, 어깨, 팔 뒤쪽의 힘을 길러주고, 보너스로 복근을 단련시켜줄 뿐 아니라 균형감각도 키워준다.

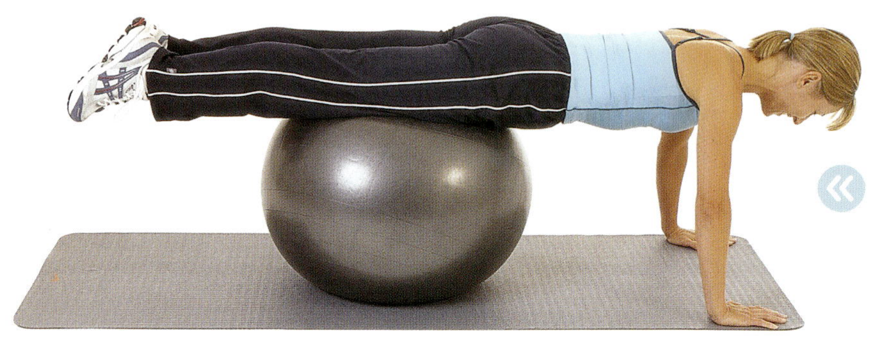

피트볼 위에 배를 올린다. 허벅지가 피트볼 위에 놓일 때까지 손을 이용해 앞으로 걸어나간다(42~43쪽의 바퀴 굴리기 참조). 팔꿈치는 약간 구부리고 손가락은 앞을 향하게 한 채 손이 어깨 아래쪽에 오도록 한다. 배는 안으로 잡아당기고, 등은 직선이 되도록 한다.

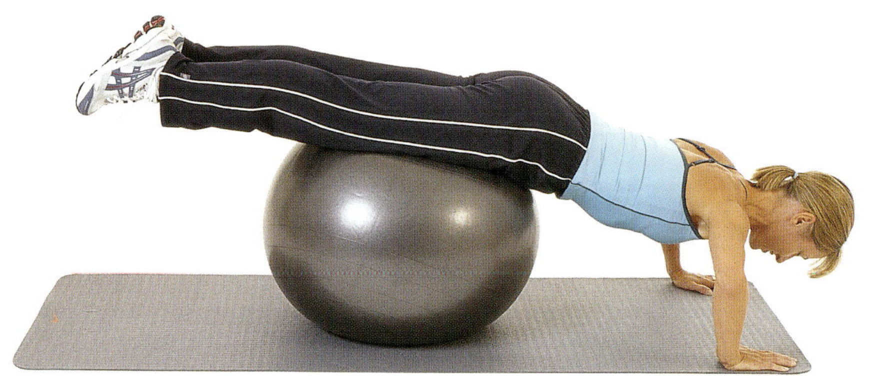

숨을 들이쉬면서 90도 각도로 팔꿈치를 꺾어 몸을 낮춘다. 머리는 등과 직선이 되게 한다. 배와 허벅지는 힘을 주어 단단하게 하고, 다리는 쭉 편다. 숨을 내쉬면서 시작자세로 몸을 일으킨다.

Tip ❋ 트레이너의 한마디

❶ 엉덩이를 위로 치켜올리지 않도록 하라.

❷ 난이도를 높이려면 두 손 사이의 거리를 약간 더 멀어지게 하면 된다.

❸ 호흡을 정확하게 해야 복부가 완전히 수축된다.

벽 푸시업

회	세트
8-12	1-3

건강이 나쁘거나 과체중일 때, 어깨 부상에서
회복 중인 사람들에게 좋은 동작이다.
피트볼에서 발이 멀리 떨어질수록 난이도가 높아진다.

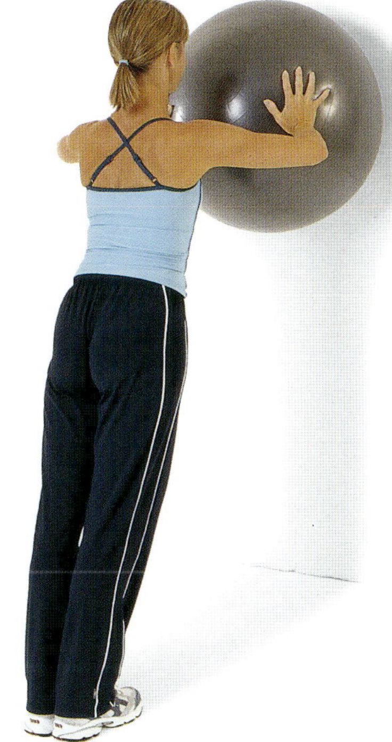

팔을 굽혀 피트볼의 양 옆을 잡고 어깨 높이로
들어서 벽에 갖다 댄다. 척추 아래쪽이 불편하
면 팔을 더 구부린다. 팔꿈치를 굽혀 몸을 피
트볼 쪽으로 접근시킨다. 그런 다음 팔꿈치를
펴고 시작자세로 돌아온다.

발끝으로 푸시업

회	세트
8-12	1-3

앞 동작처럼 근육을 움직이게 하는데,
중심이 가슴 중앙으로 옮겨지는 것이 다른 점이다.

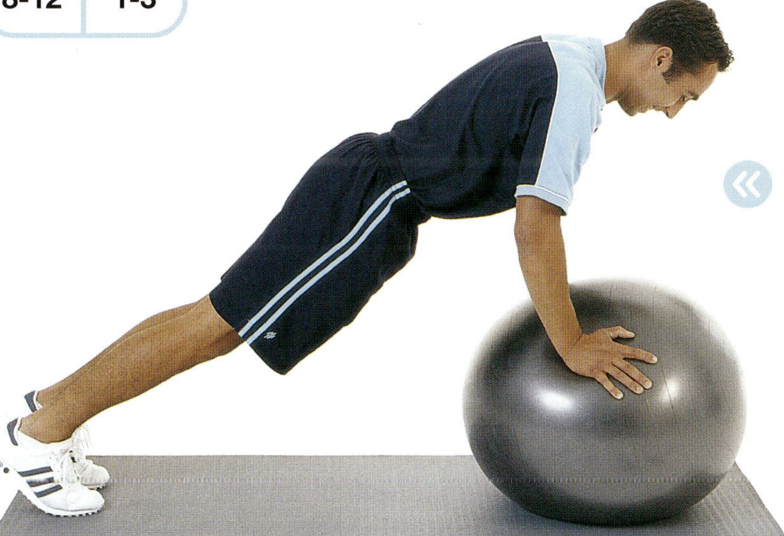

몸을 곧게 펴고 발끝을 바닥에 댄다. 두 손을
어깨 너비로 벌려 피트볼의 양 옆을 잡는다.
이때 피트볼이 움직이지 않도록 꽉 잡는다.

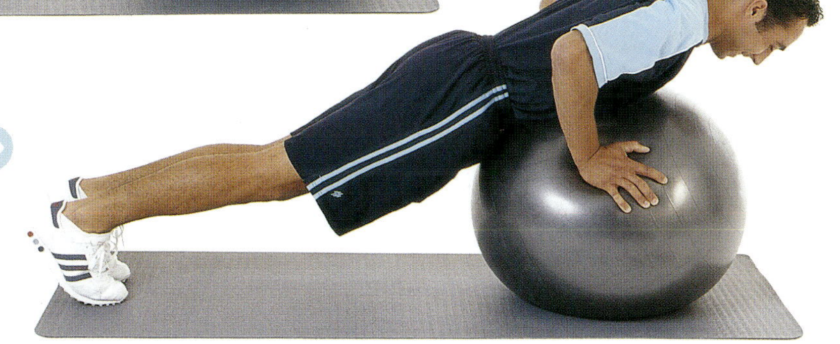

숨을 들이쉬며 팔꿈치를 굽혀서 몸
을 아래로 내려가게 한다. 이때 몸
이 일직선을 이루어야 한다. 느리고
절도 있게 움직인다. 숨을 내쉬며
상체를 일으킨다.

가슴 누르기

회	세트
8-12	1-3

가슴과 팔 뒤쪽을 단련시켜주는 효과적인 동작이다.
푸시업 대신 사용할 수도 있다. 이 동작을 시도하기 전에
걸어나가기 동작(44~45쪽 참조)을 마스터해야 한다.

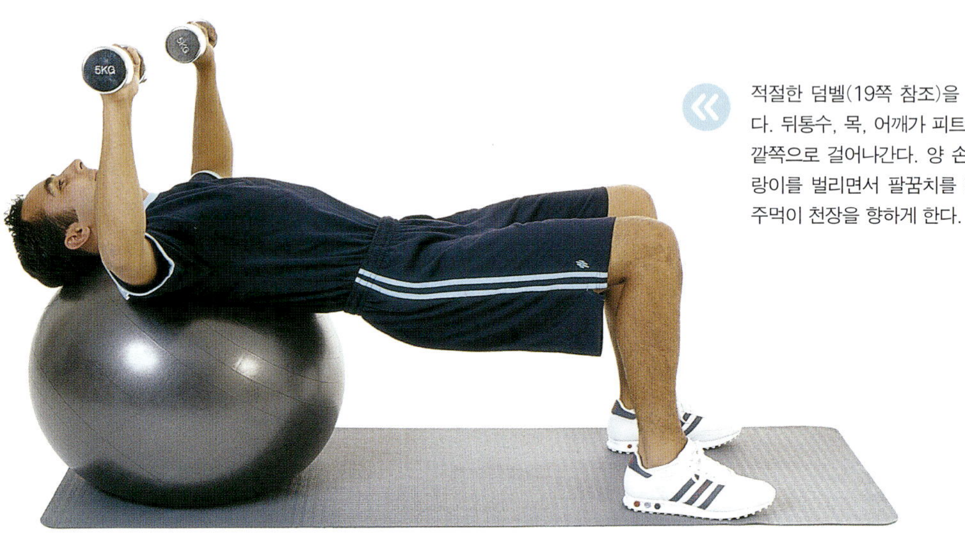

적절한 덤벨(19쪽 참조)을 골라 허벅지 위에 올린다. 뒤통수, 목, 어깨가 피트볼 위에 놓일 때까지 바깥쪽으로 걸어나간다. 양 손으로 덤벨을 들고 겨드랑이를 벌리면서 팔꿈치를 90도로 구부린다. 이때 주먹이 천장을 향하게 한다.

> **Tip ✳ 트레이너의 한마디**
> ❶ 등이 움직이지 않도록 배를 안으로 당긴다.
> ❷ 엉덩이를 들어올려 상체가 직선을 이루게 한다.
> ❸ 손목이 구부러지지 않게 한다.

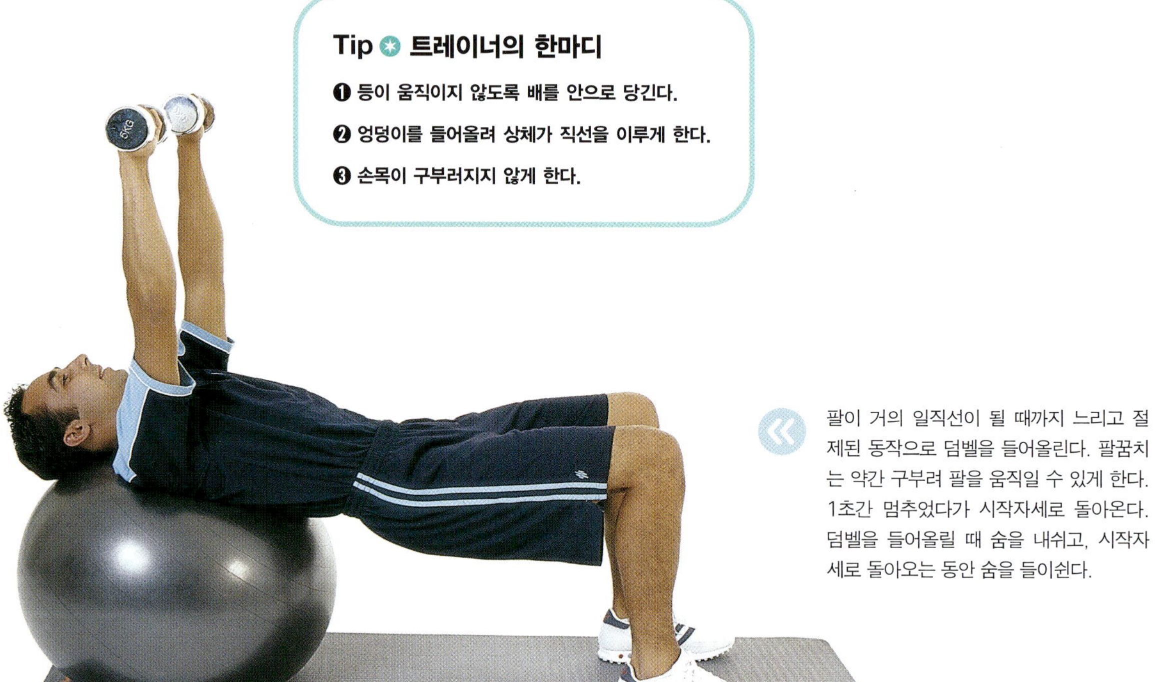

팔이 거의 일직선이 될 때까지 느리고 절제된 동작으로 덤벨을 들어올린다. 팔꿈치는 약간 구부려 팔을 움직일 수 있게 한다. 1초간 멈추었다가 시작자세로 돌아온다. 덤벨을 들어올릴 때 숨을 내쉬고, 시작자세로 돌아오는 동안 숨을 들이쉰다.

팔로 원 그리기

회	세트
16	2

등 위쪽과 팔 위쪽을 단련시켜주고, 팔뚝과 손목 근육을 펴주는 훌륭한 스트레칭 동작이다. 어깨관절에 무리를 주지 않으면서 그 주위 근육을 강화시켜 더욱 매력적이다.
이 동작을 할 때는 엉덩이 근육을 긴장시켜 피트볼 위에서 균형을 잡아야 한다.

똑바로 앉아 배를 안으로 잡아당긴다. 팔을 어깨 높이로 들어 양쪽으로 벌린다. 손목을 꺾어 손끝이 천장을 향하게 한다. 팔을 앞으로 8회, 뒤로 8회 돌려 원을 그린다. 이것이 1세트이다. 작고 절도 있는 동작으로 움직이며, 원 하나를 그릴 때 숨을 들이쉬고 그 다음 원을 그릴 때 숨을 내쉰다.

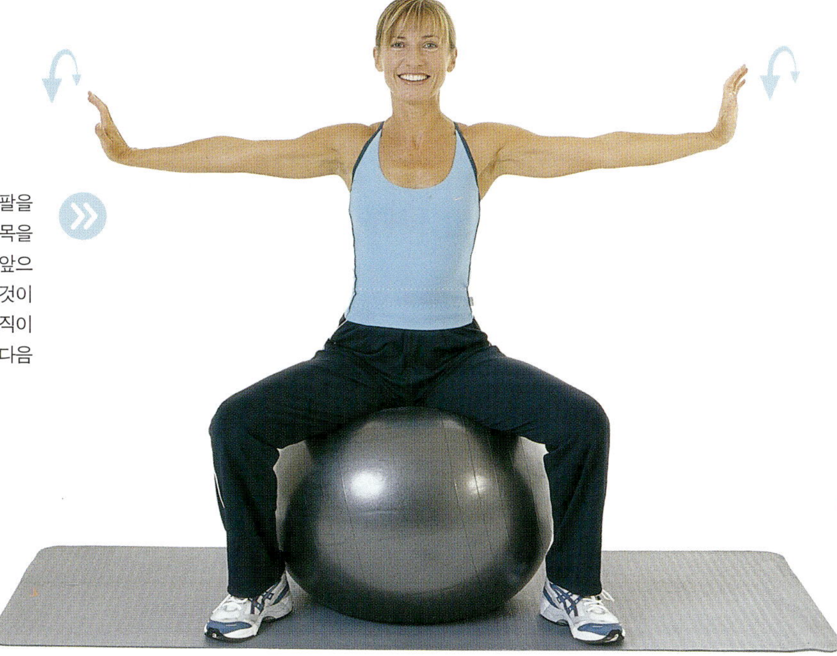

Tip ✹ 트레이너의 한마디

❶ 어깨를 이완시키고 팔이 양옆으로 길어진다고 상상한다. 단, 팔이 어깨선 뒤로 넘어가지 않게 한다.

❷ 주의! 손가락이 따끔거리면 즉시 멈춰라.

위와 같이 하되 손바닥이 정면을 향하게 하고 엄지손가락은 천장을 향하게 한다. 팔을 앞으로 8회, 뒤로 8회 돌려 원을 그린다. 이것이 1세트이다. 원 하나를 그릴 때 숨을 들이쉬고 그 다음 원을 그릴 때 숨을 내쉰다.

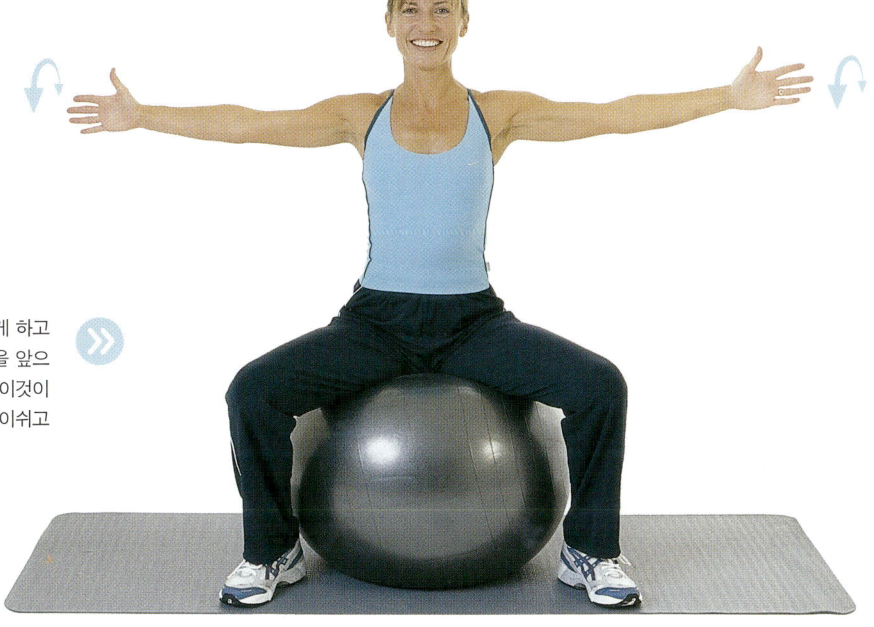

덤벨 들어올리기

회	세트
8-12	1-3

어깨 전체와 등 위쪽 및 팔 뒤쪽을 단련하는 동작이다.
복근이 척추의 모양을 바르게 잡아주어서 자세와 균형감각이 좋아진다.

적절한 덤벨을 고른다(19쪽 참조). 양 손에 덤벨을
들고 등 펴기 자세로 피트볼 위에 곧게 앉고(26쪽
참조), 무릎은 발 위쪽에 오게 한다. 이 자세를 유지
하고 팔을 90도로 구부려 팔꿈치를 어깨높이로 들
어올리고, 손바닥은 정면을 향하게 한다. 이것이 시
작자세이다.

숨을 내쉬면서 머리 위로 팔을 들어올린다. 시선은
앞을 향하고 팔꿈치는 조금 구부려 팔이 움직일 수
있게 한다. 숨을 들이쉰 다음 팔을 내려 시작자세로
돌아간다. 이 동작을 하는 동안 팔꿈치가 아래로 처
지지 않게 한다.

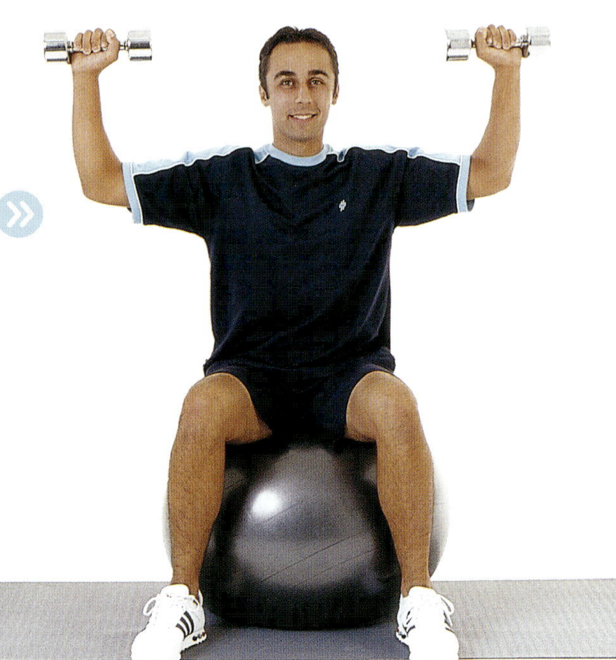

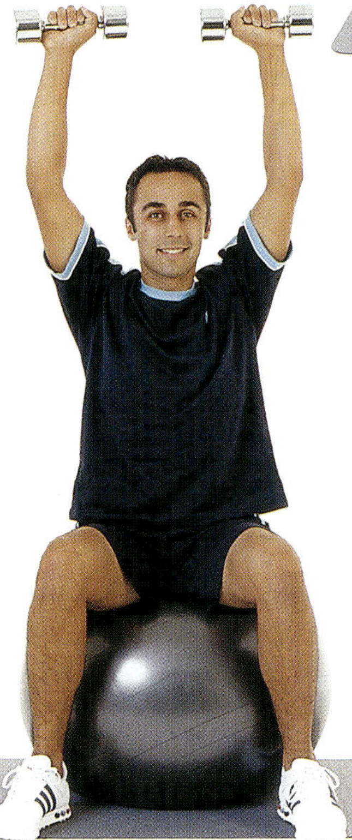

52

Tip ✴ 트레이너의 한마디

❶ 좋은 자세를 유지하고 몸을 지탱하기 위해 배를 안
으로 잡아당긴다.

❷ 자세가 불안정하다고 느껴지면 무릎을 벌려 약간
바깥쪽으로 향하게 한다.

앞으로 나란히

회	세트
8-12	1-3

이 동작은 어깨 앞과 팔 앞부분을 단련하고 가꾸어준다.
다른 어깨 운동과 병행하면 훨씬 더 균형 잡히고 탄탄하고 아름다운 어깨를 얻을 수 있다.

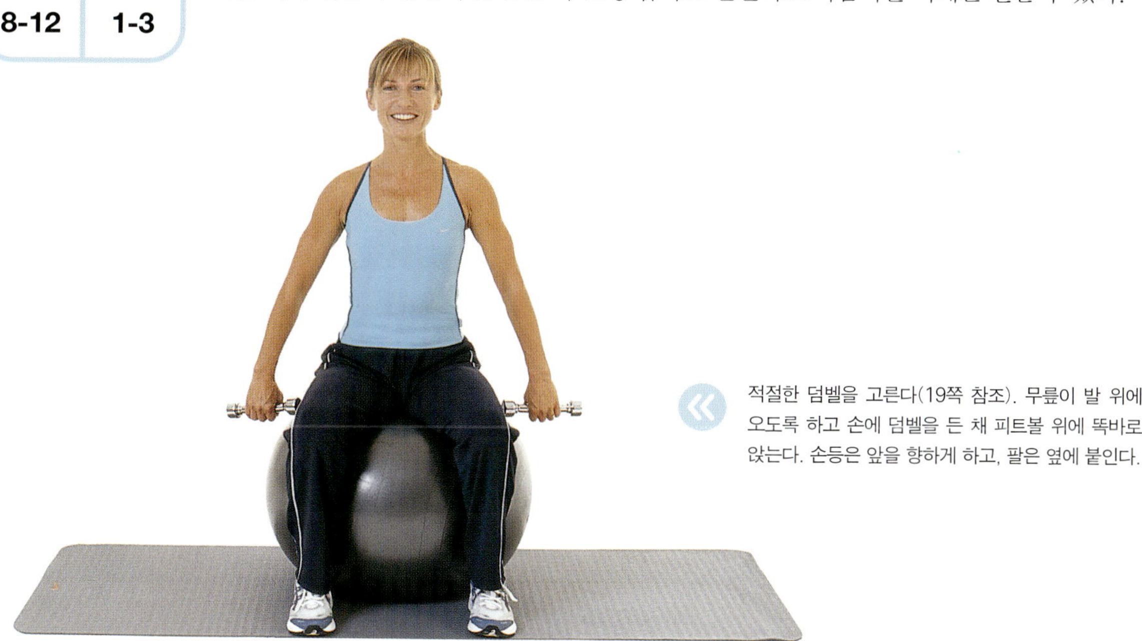

≪ 적절한 덤벨을 고른다(19쪽 참조). 무릎이 발 위에 오도록 하고 손에 덤벨을 든 채 피트볼 위에 똑바로 앉는다. 손등은 앞을 향하게 하고, 팔은 옆에 붙인다.

Tip ✱ 트레이너의 한마디

❶ 배를 안으로 잡아당긴다.

❷ 덤벨을 들어올리며 숨을 내쉬고, 내리면서 숨을 들이쉰다.

❸ 덤벨을 들어올릴 때 몸이 뒤로 기울지 않도록 한다. 어깨 높이 이상 덤벨을 들어올리지 않는다.

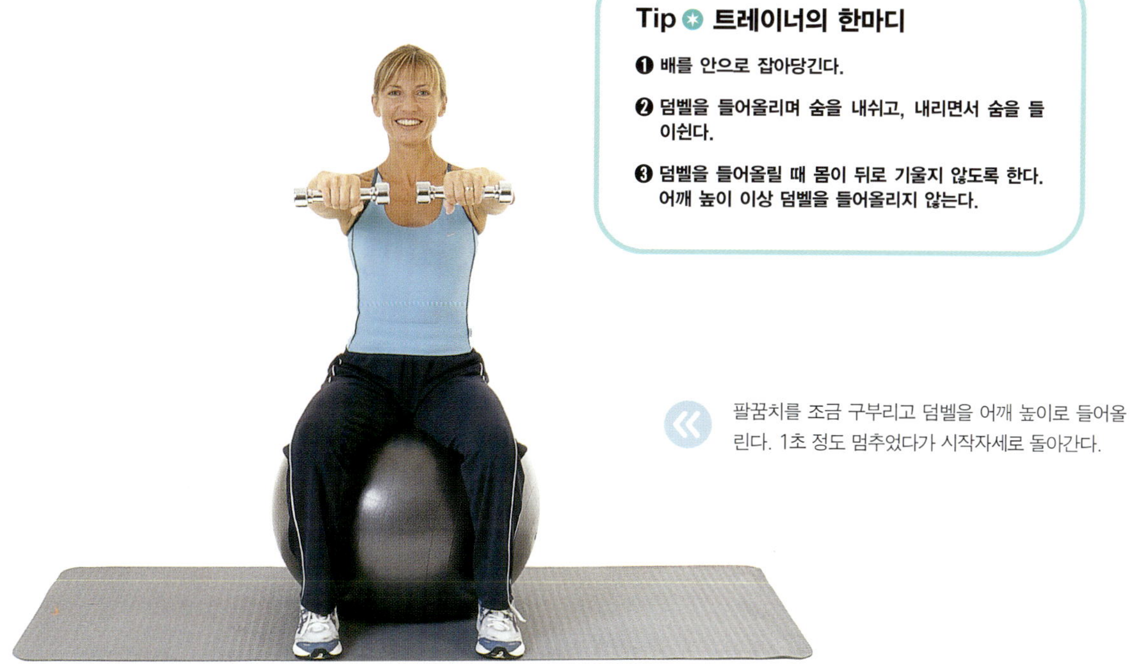

≪ 팔꿈치를 조금 구부리고 덤벨을 어깨 높이로 들어올린다. 1초 정도 멈추었다가 시작자세로 돌아간다.

팔 뒤로 들어올리기

회	세트
8-12	1-3

이 동작은 어깨 뒤쪽을 단련하여 군살을 없애준다.
팔 뒷부분은 근긴장(근육이 일종의 수축 상태를 지속하는 것)을 잃기 쉬운데,
이 동작을 꾸준히 하면 모양이 아름다워진다.

Tip ✱ 트레이너의 한마디

❶ 옆에서 볼 때 '꼬리뼈'에서 머리까지 긴 사선을 이루는 것을 상상하라. 머리와 목이 척추와 일직선을 이루도록 한다.

❷ 앞을 바라보되 시선을 약간 아래쪽에 두어 턱이 들려 올라가지 않도록 한다.

❸ 주의! 목이 약하거나 통증이 있으면 덤벨을 사용하지 말라.

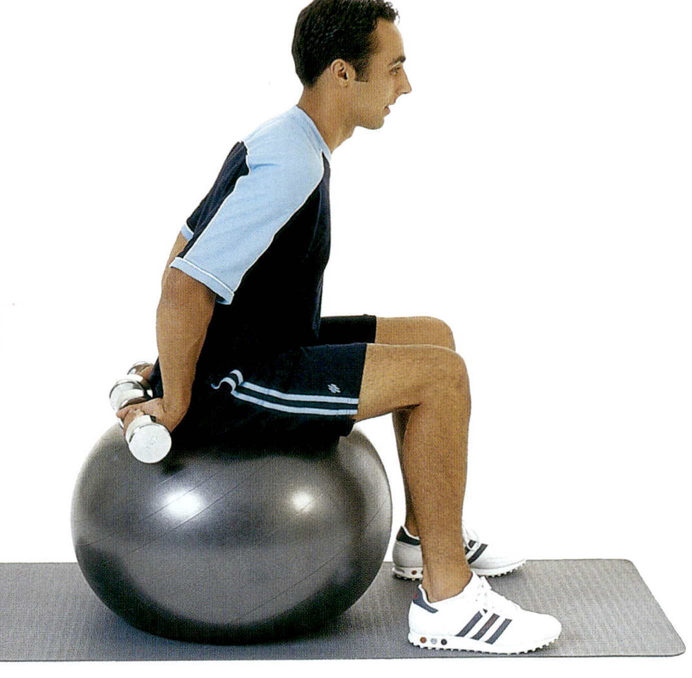

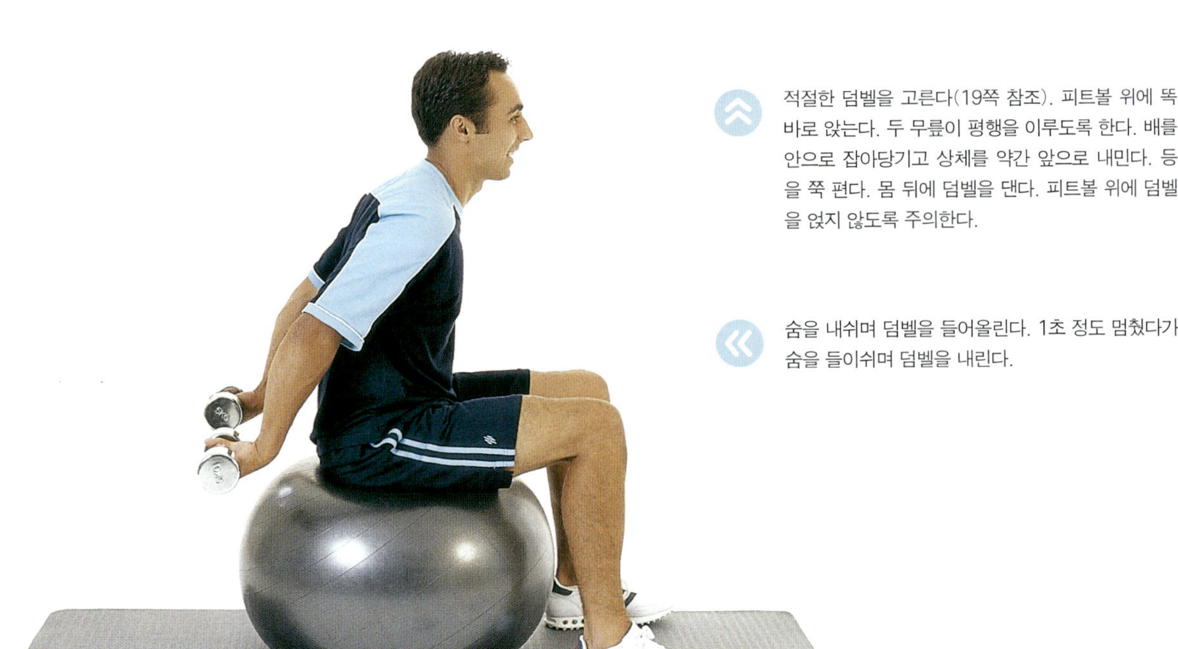

적절한 덤벨을 고른다(19쪽 참조). 피트볼 위에 똑바로 앉는다. 두 무릎이 평행을 이루도록 한다. 배를 안으로 잡아당기고 상체를 약간 앞으로 내민다. 등을 쭉 편다. 몸 뒤에 덤벨을 댄다. 피트볼 위에 덤벨을 얹지 않도록 주의한다.

숨을 내쉬며 덤벨을 들어올린다. 1초 정도 멈췄다가 숨을 들이쉬며 덤벨을 내린다.

날갯짓하기

회	세트
8-12	1

어깨와 팔을 가꾸어주는 동작이다.
피트볼 위에서 이 동작을 하면 복근이 사용되기 때문에 균형 감각이 좋아진다.

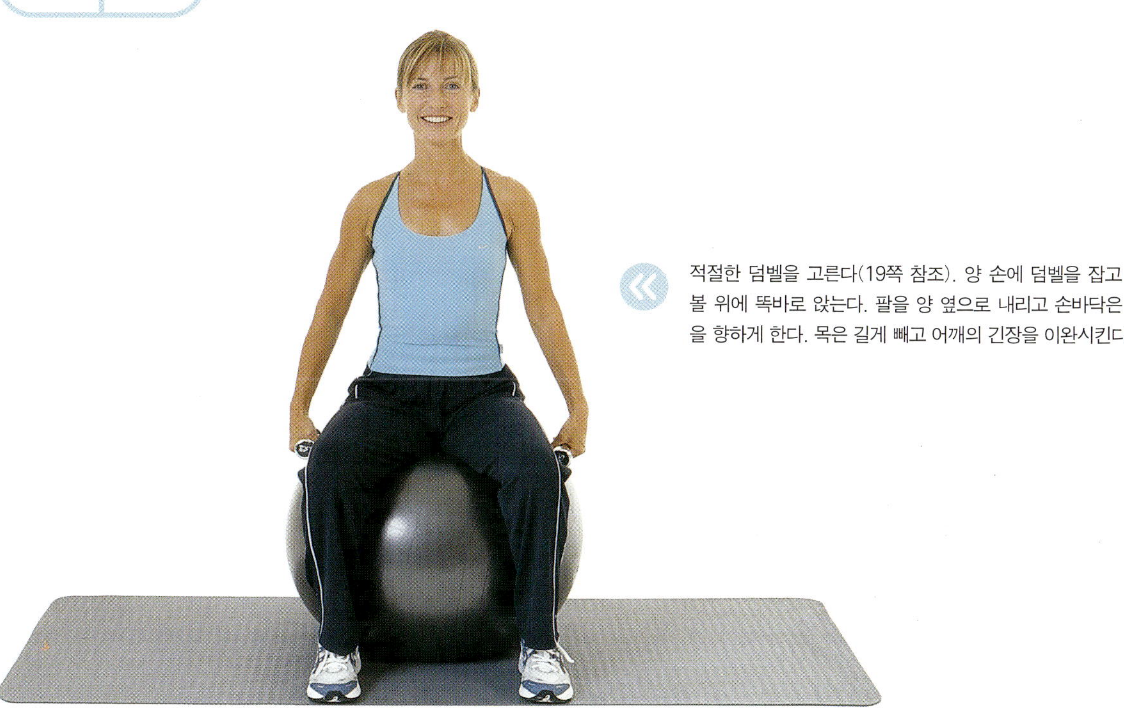

적절한 덤벨을 고른다(19쪽 참조). 양 손에 덤벨을 잡고 피트볼 위에 똑바로 앉는다. 팔을 양 옆으로 내리고 손바닥은 안쪽을 향하게 한다. 목은 길게 빼고 어깨의 긴장을 이완시킨다.

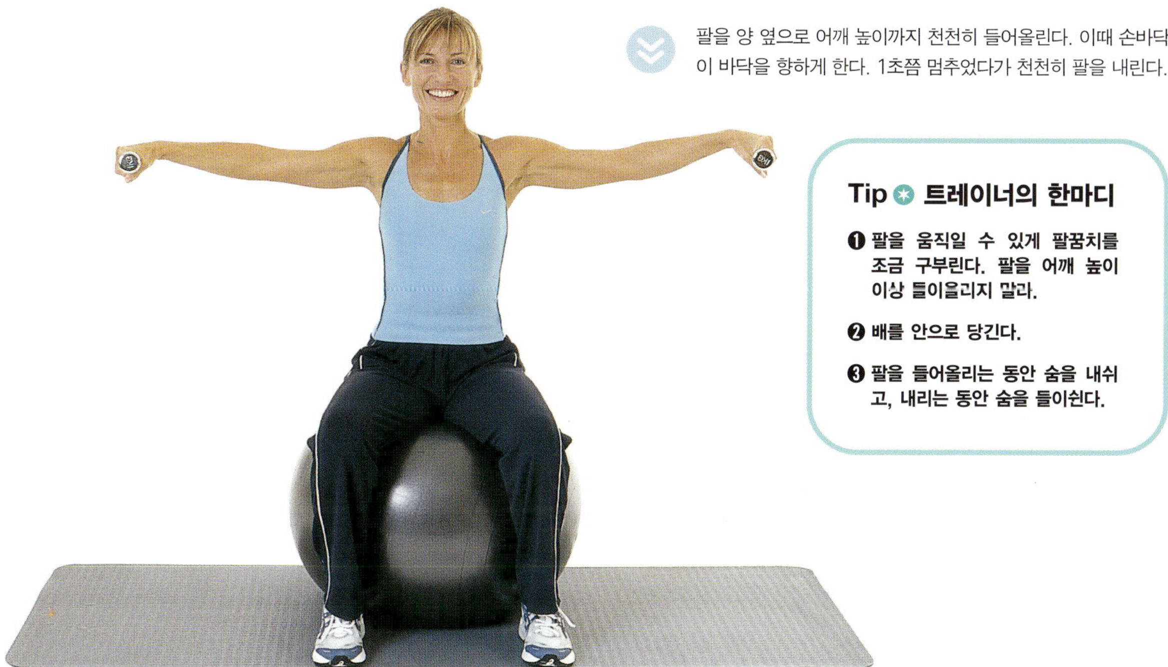

팔을 양 옆으로 어깨 높이까지 천천히 들어올린다. 이때 손바닥이 바닥을 향하게 한다. 1초쯤 멈추었다가 천천히 팔을 내린다.

Tip ✱ 트레이너의 한마디

❶ 팔을 움직일 수 있게 팔꿈치를 조금 구부린다. 팔을 어깨 높이 이상 들어올리지 말라.

❷ 배를 안으로 당긴다.

❸ 팔을 들어올리는 동안 숨을 내쉬고, 내리는 동안 숨을 들이쉰다.

아름다운 어깨 만들기

회	세트
8-12	1-3

어깨 뒤에 있는 작은 근육들은 자세를 바르게 해주는 역할을 하며, 팔을 돌릴 때도 사용된다. 따라서 이 근육들을 단련하면 자세를 바르게 하고, 부상을 줄일 수 있다. 동작은 단순해도 어깨에 군살이 붙는 것을 막아주는 데 탁월한 효과가 있다.

가벼운 덤벨을 고른다(19쪽 참조). 피트볼 위에 앉아 양손에 덤벨을 쥔다. 무릎이 발 위쪽에 오게 한다. 배를 안으로 잡아당긴다. 팔꿈치를 양 허리 옆에 붙이고, 손바닥은 위를 향하게 한다.

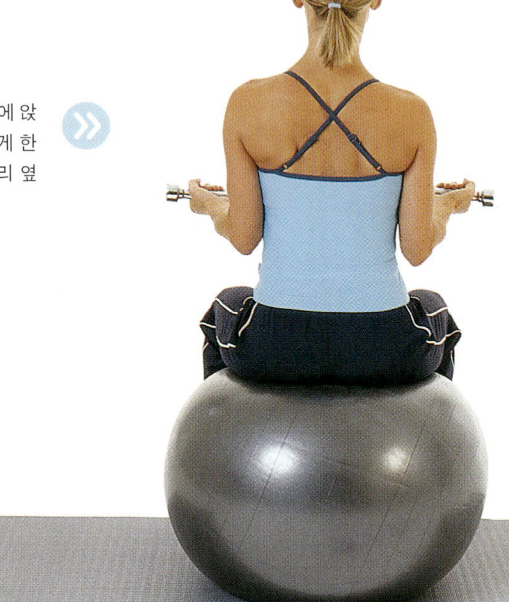

팔을 옆구리에 붙인 채 밖으로 뻗는다. 다시 시작자세로 돌아온다.

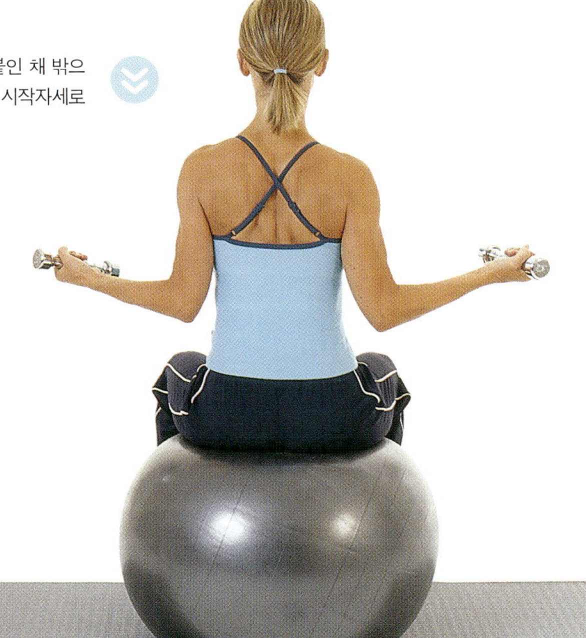

Tip ✱ 트레이너의 한마디

❶ 숨을 내쉬며, 덤벨을 든 두 손을 밖으로 뻗는다. 숨을 들이쉬며 시작자세로 돌아온다.

❷ 팔꿈치는 옆구리에 최대한 붙인다.

❸ 손목이 구부러지지 않게 한다.

❹ 배는 안으로 당긴다.

팔의 군살 빼기

회	세트
8-12	1-3

이 동작은 팔 뒤의 삼두근을 단련해준다. 여성의 팔 뒷부분은 지방이 가장 먼저 축적되는 부분이다. 이 동작은 삼두근을 아름답게 가꾸어줄 뿐만 아니라 다리 · 엉덩이 · 복부의 근육을 단련시켜준다.

적절한 덤벨을 고른다(19쪽 참조). 걸어나가기 자세(44~45쪽 참조)로 시작한다. 머리, 목, 어깨가 피트볼 위에 놓인 상태에서 시작한다. 무릎이 발 위쪽에 오게 하고, 배는 안으로 잡아당긴다. 이때 엉덩이가 아래로 처지지 않게 한다. 팔꿈치를 약간 구부려 머리 위로 덤벨을 들어 올린다.

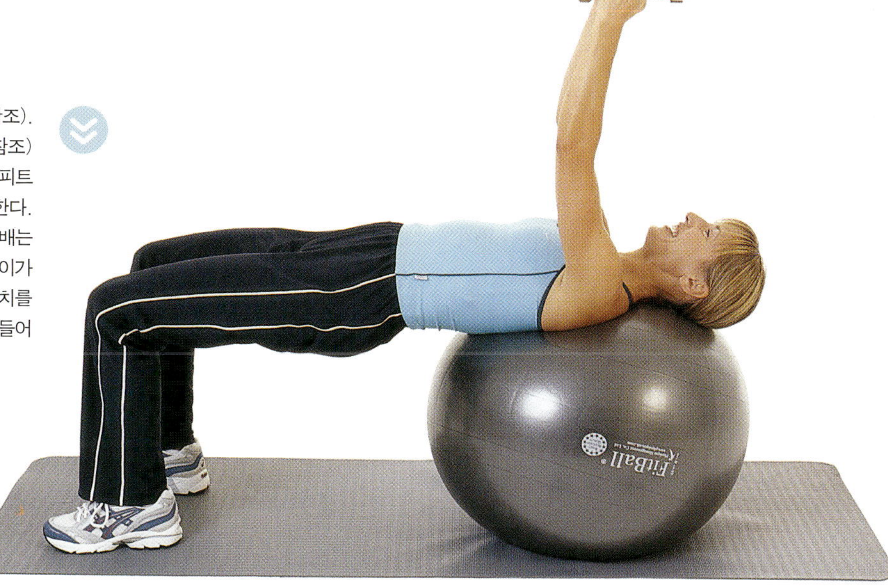

Tip ✽ 트레이너의 한마디

❶ 두 팔꿈치가 서로 평행이 되도록 두 손을 머리에 붙인다. 팔꿈치 위쪽을 움직이지 않는 것이 중요하다.

❷ 몸이 직선을 이루도록 엉덩이를 움직이지 않는다.

숨을 들이쉬면서 천천히 덤벨을 귀 쪽으로 내린다. 이때 팔꿈치 위쪽이 움직이지 않게 한다. 숨을 내쉬며 팔이 거의 일직선이 될 때까지 위로 밀어올린다. 팔꿈치는 약간 구부려 움직일 수 있게 한다.

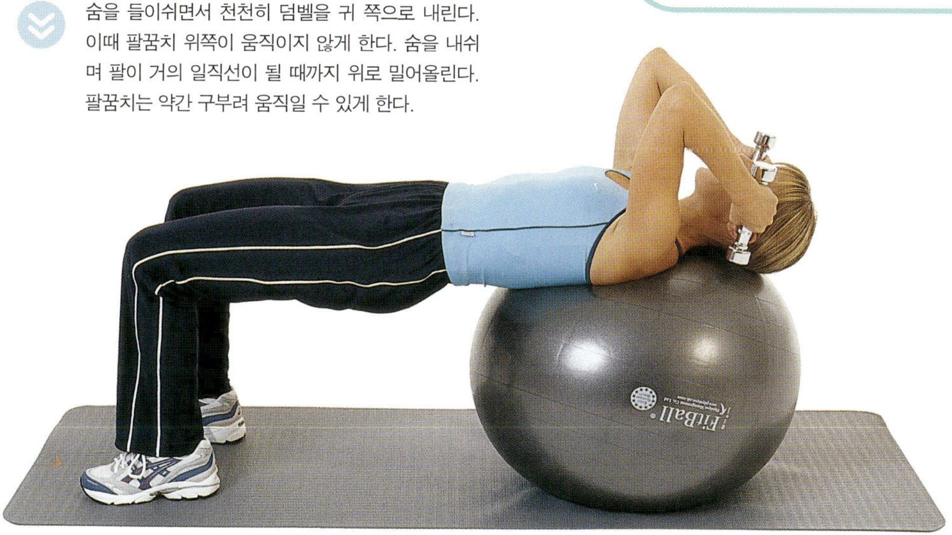

삼두근 강하게 만들기

회	세트
8-12	1-3

팔의 군살 빼기(57쪽 참조)처럼 팔 뒷부분을 가꾸어주는 동작인데, 앉아서 하는 점이 다를 뿐이다. 이 동작은 배와 등 근육을 단련시켜 균형감각을 키워준다.

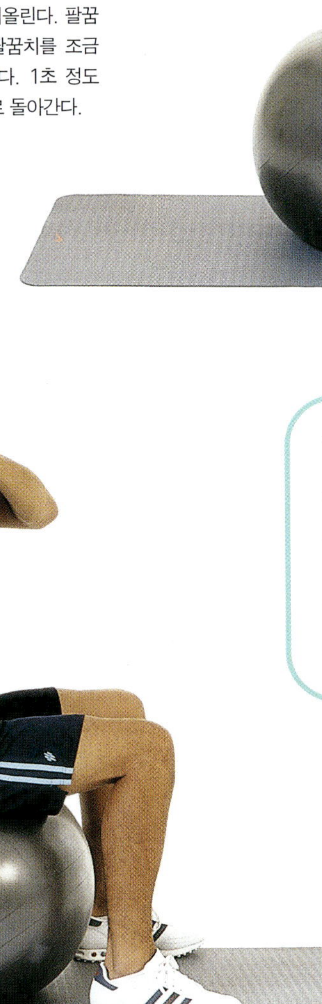

적절한 덤벨을 고른다(19쪽 참조). 등 펴기 자세 (26쪽 참조)로 무릎이 발뒤꿈치 위에 오게 한 다음 피트볼 위에 앉는다. 팔꿈치를 머리 높이로 들어올 리고 덤벨을 머리 뒤에 댄다. 반대쪽 손으로 부드 럽게 삼두근 부위를 잡는다.

숨을 내쉬며 덤벨을 위로 천천히 들어올린다. 팔꿈 치를 머리 가까이 대고 팔을 뻗되 팔꿈치를 조금 구부려 팔꿈치를 움직일 수 있게 한다. 1초 정도 멈추었다가 숨을 들이쉬며 시작자세로 돌아간다.

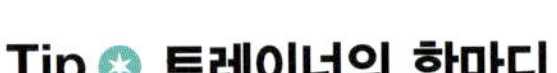

Tip ✹ 트레이너의 한마디

❶ 등이 구부러지지 않도록 배를 안으로 잡아당긴다.

❷ 팔꿈치 위쪽이 움직이지 않게 팔꿈치 아래쪽만 올렸다 내린다.

❸ 천천히 절도 있게 움직인다.

❹ 팔꿈치가 흔들리지 않게 하라.

물방울 떨어뜨리기

회	세트
8-12	1-3

체중을 이용하는 어려운 동작이다.
팔 뒤의 삼두근과 어깨를 강하게 단련시켜준다.

피트볼을 바닥에 내려놓고 벽에 갖다 붙인다. 피트볼 양 옆으로 손을 올려서 피트볼에 살짝 걸터앉는다. 이때 팔꿈치는 굽히고 손가락은 앞을 향하게 한다. 배는 안으로 잡아당긴다. 손으로 피트볼을 밀어 균형을 잡으면서 피트볼에서 엉덩이를 뗀다.

Tip ❋ 트레이너의 한마디

❶ 피트볼과 몸 사이에 최소한의 거리를 확보하여 어깨가 스트레스를 받지 않게 한다.

❷ 이 동작을 몇 회 더 할 수 있도록 어깨의 자세를 유지한다. 두 손으로 피트볼을 눌러 균형을 잡는다.

숨을 들이쉬면서 팔꿈치를 굽힌다. 숨을 내쉬며 팔꿈치를 편다. 팔을 편 상태에서도 팔꿈치를 약간 구부려 움직일 수 있게 한다.

대단한 도전!
난이도를 높이려면 피트볼을 벽에 붙이지 말고 이 동작을 하면 된다.

이두근 만들기

회	세트
8-12	1-3

위팔 이두근의 지방을 제거해 아름답게 가꾸는 데 탁월한 동작이다.
피트볼로 등을 받쳐주므로 등이 아픈 사람들이 편하게 운동할 수 있다.
팔 힘을 키우면 일상적인 활동을 쉽게 해낼 수 있다.

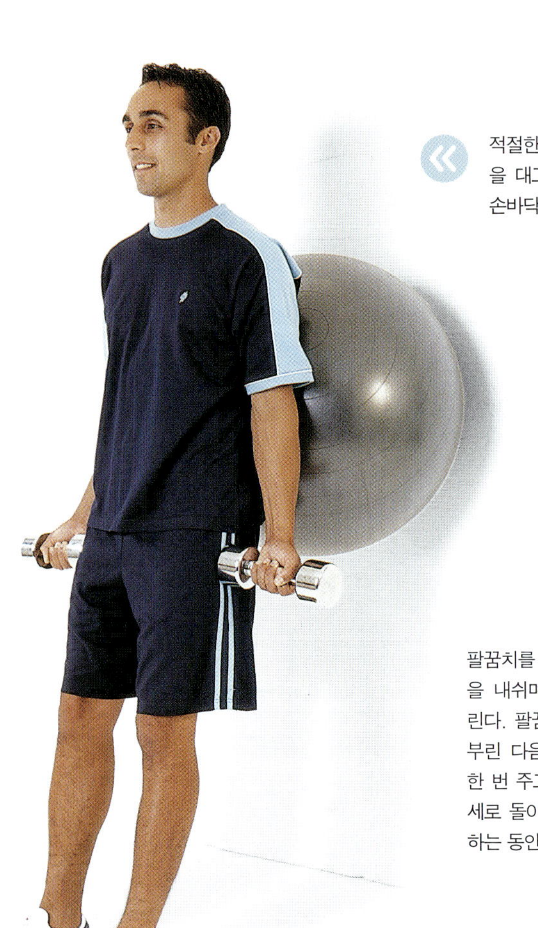

《 적절한 덤벨을 고른다(19쪽 참조). 허리에 피트볼을 대고 벽에 붙어선다. 팔을 옆으로 내린다. 이때 손바닥이 앞을 향하게 한다. 무릎은 약간 구부린다.

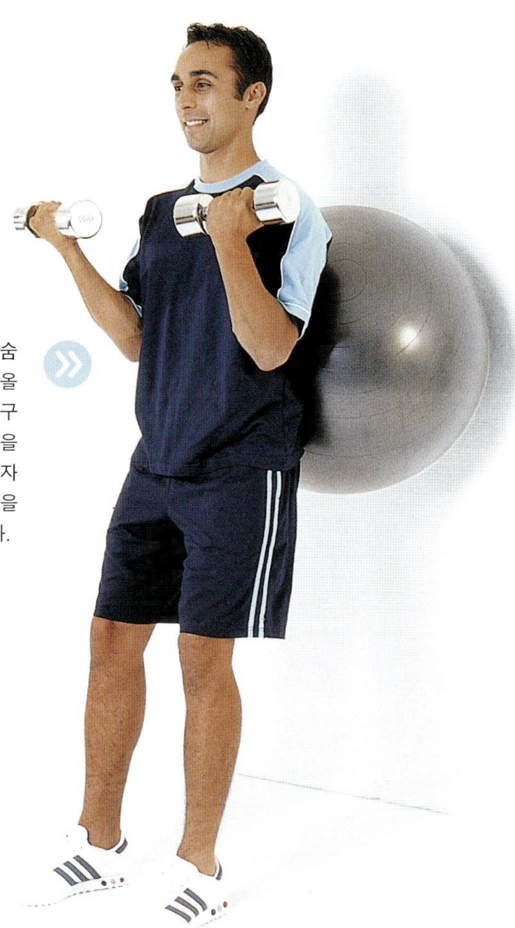

팔꿈치를 몸에 붙인 채 숨을 내쉬며 덤벨을 들어올린다. 팔꿈치를 완전히 구부린 다음 이두근에 힘을 한 번 주고 천천히 시작자세로 돌아온다. 이 동작을 하는 동안 숨을 들이쉰다. 》

Tip ✸ 트레이너의 한마디

❶ 머리와 척추가 일직선이 되도록 똑바로 앞을 본다.

❷ 배를 안으로 잡아당겨 좋은 자세를 유지한다.

❸ 느리고 절도 있게 움직이고 무리하지 말라.

망치 들기

회	세트
8-12	1-3

기본적인 이두근 만들기 동작을 약간 변형시킨 것이다.
팔꿈치 위쪽을 아름답게 만들어 팔을 더 가늘고 길게 보이도록 해준다.
상체 훈련의 일부로 사용하면 좋은 결과를 얻을 것이다.

적절한 덤벨을 고른다(19쪽 참조). 피트볼을 허리에 대고 벽에 붙어
선다. 팔을 옆으로 내린다. 이때 손바닥은 안을 향하게 한다. 등은 곧
게 펴고 무릎을 약간 굽힌다.

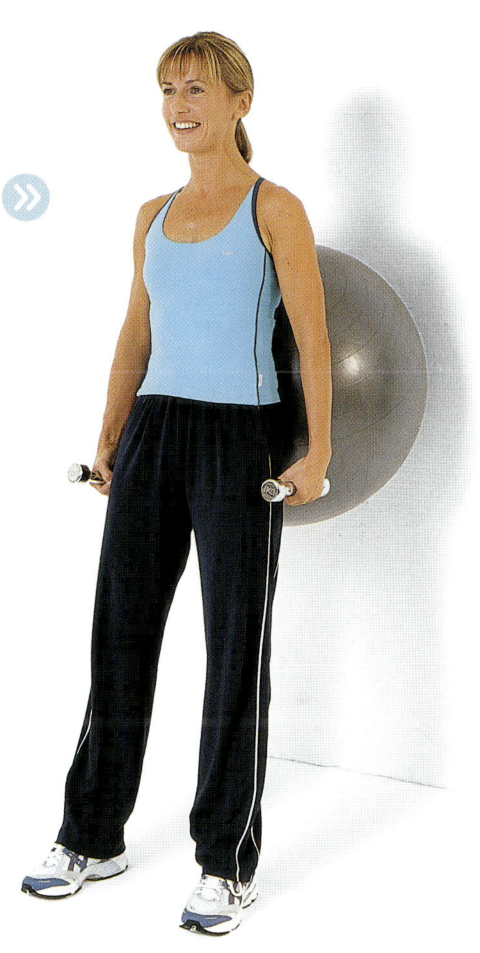

팔꿈치를 몸에 붙인 채 덤벨을 들어올린다. 팔꿈치를 완전히 구부린
다음 이두근에 힘을 한 번 주고 시작 자세로 돌아간다. 덤벨을 들어
올리는 동안 숨을 내쉬고 내리는 동안 숨을 들이쉰다.

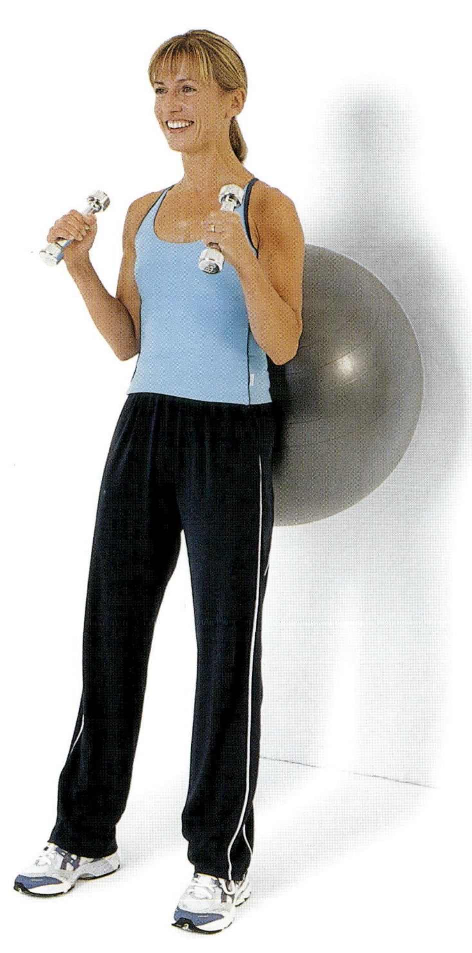

61

Tip ✱ 트레이너의 한마디

❶ 배를 안으로 잡아당긴다.

❷ 팔을 편 상태에서도 팔꿈치를 조금 구부려 팔을
움직일 수 있게 한다.

❸ 등을 곧게 편다.

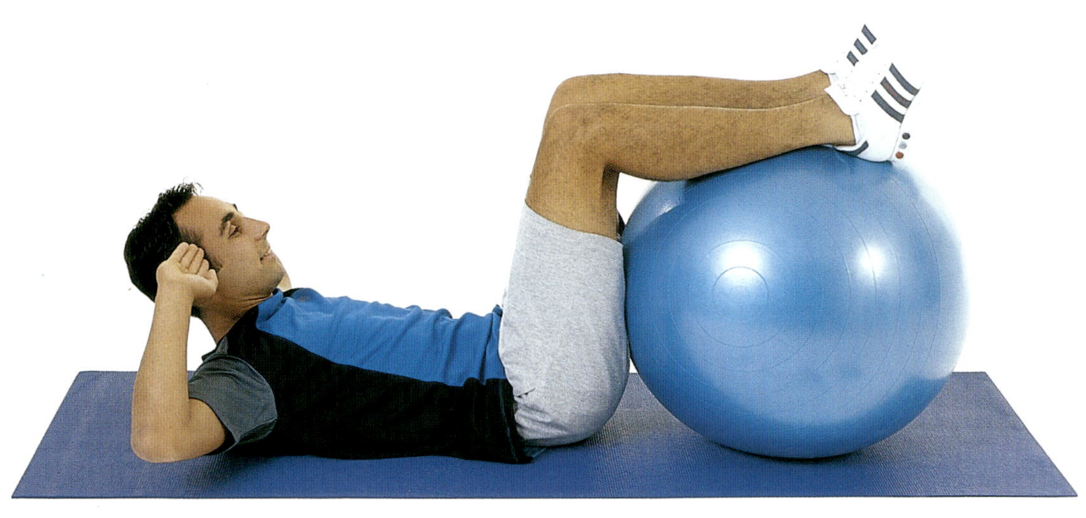

복부와 등

뱃살을 빼고 척추를 바로잡는다

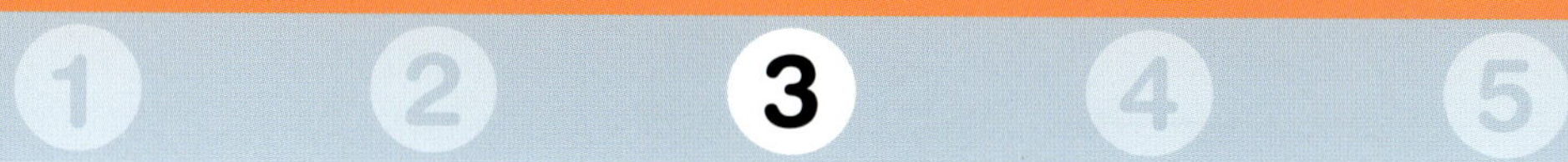

몸통 부위의 몸매를 보기 좋게 가꾸려면 복부 전체를 코르셋처럼 조이는 근육을 단련시켜야 한다. 피트볼운동은 효과가 좋고, 등 근육도 단련되므로 몸의 안정성까지 높일 수 있다. 등을 단련하면 훨씬 더 안전하게 육체활동을 할 수 있다.

피트볼 위에서 복부운동을 하면 효과가 배가된다. 특히 피트볼 위에서 균형을 잡다 보면 여러 근육이 복합적으로 단련된다. 여기서 소개하는 동작들은 누구나 할 수 있을 정도로 쉽지만, 우리 몸의 핵심 근육들을 단련해준다.

피트볼을 이용한 복근 단련은 그 효과도 좋지만, 그런 운동을 통해 습득된 태도 즉 배를 안으로 잡아당기고 몸을 곧게 펴는 태도가 몸에 배게 만드는 것이 더 중요하다. 그것이야말로 모든 운동이 목표로 하는 것이기 때문이다.

복부운동을 보완하기 위해서는 등 운동을 병행해야 한다. 등을 단련하면 모든 근육들이 균형미를 얻게 되고, 척추도 더 강하고 유연해진다. 자세도 훨씬 좋아지고, 어깨의 군살도 빠지면서 등이 강해진다. 또한 등의 통증도 없애고, 키도 더 커 보여서 한층 젊어진 기분까지 들게 만든다.

슈퍼맨

회	세트
4-8	1

근육의 힘을 강화하고, 등·아랫배·엉덩이 근육을 쉽게 통제하도록 만드는 데 효과적이다. 등에서 엉덩이까지 근육들도 균형 있게 가꾸어주는 효과도 있다. 기초과정부터 시작하여(1·2단계), 중간과정(3단계), 고급과정(4단계)으로 발전시킨다. 단, 전체 과정이 쉽게 느껴질 경우에만 다음 단계로 넘어가야 한다.

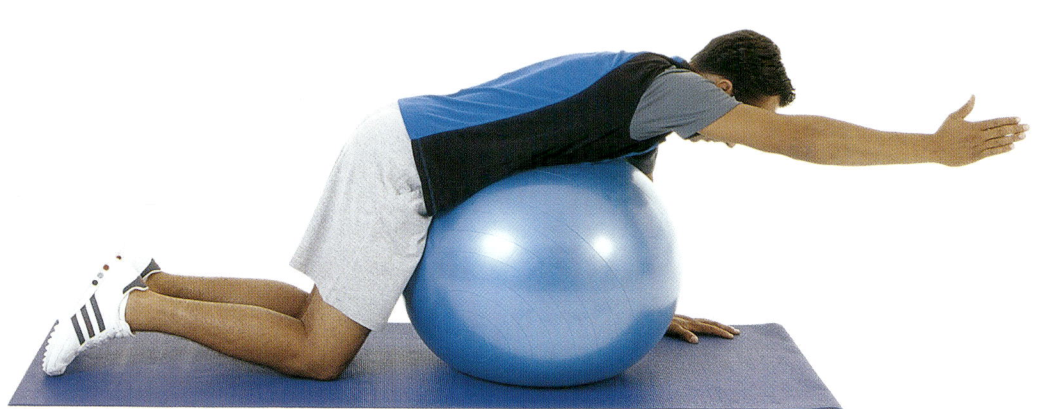

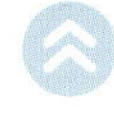 1단계. 손과 무릎을 바닥에 대고 배를 안으로 잡아당긴 다음 머리를 척추와 일직선이 되게 한다. 이 상태로 피트볼 위에 엎드린다. 어깨가 위로 올라가지 않도록 주의한다. 오른손을 앞으로 들어서 쭉 뻗는다. 5초 동안 멈추었다가 시작자세로 돌아간다. 반대쪽도 똑같이 실시한다.

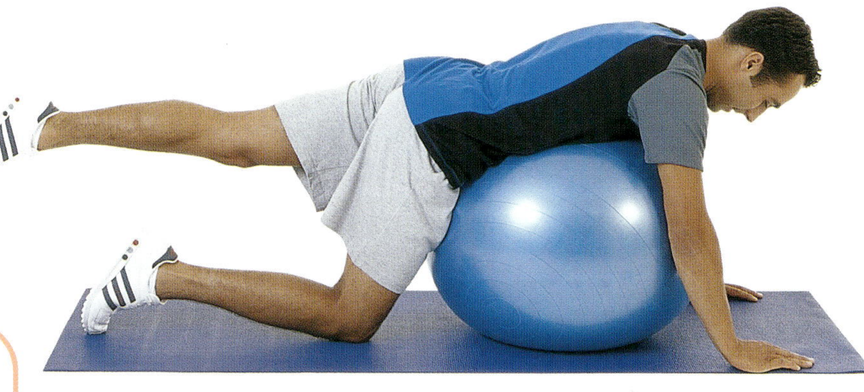

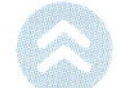 2단계. 위와 같이 피트볼 위에 엎드린 다음 천천히 왼쪽 다리를 곧게 편다. 발가락부터 귀까지 일직선이 그어져 있다고 상상한다. 엉덩이가 움직이지 않도록 하고, 5초 동안 멈췄다가 시작자세로 돌아간다. 반대쪽도 똑같이 실시한다.

> **Tip ✱ 트레이너의 한마디**
>
> ❶ 처음 이 동작을 배울 때는 발가락을 바닥에 댄다.
>
> ❷ 엉덩이보다 위로 다리를 들어올리지 않는다. 그러면 등이 휘면서 척추가 스트레스를 받게 된다.
>
> ❸ 위의 1·2단계가 쉽게 느껴질 경우에만 다음 과정으로 넘어간다.

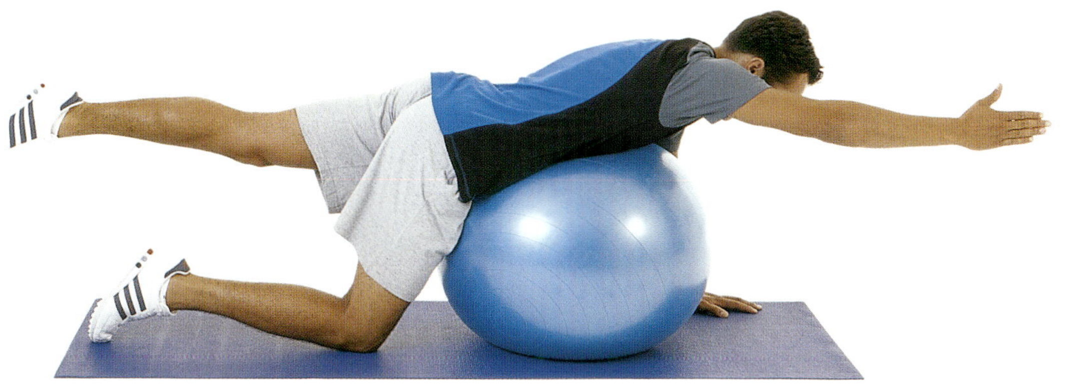

3단계. 1단계처럼 피트볼 위에 엎드린다. 왼쪽 다리와 오른쪽 팔을 들어올려 뻗는다. 다리는 엉덩이 높이로 들어올리고, 팔은 귀 높이만큼 들어올린다. 5초 동안 멈추었다가 팔과 다리를 내리고 시작자세로 돌아간다. 반대편도 똑같이 실시한다.

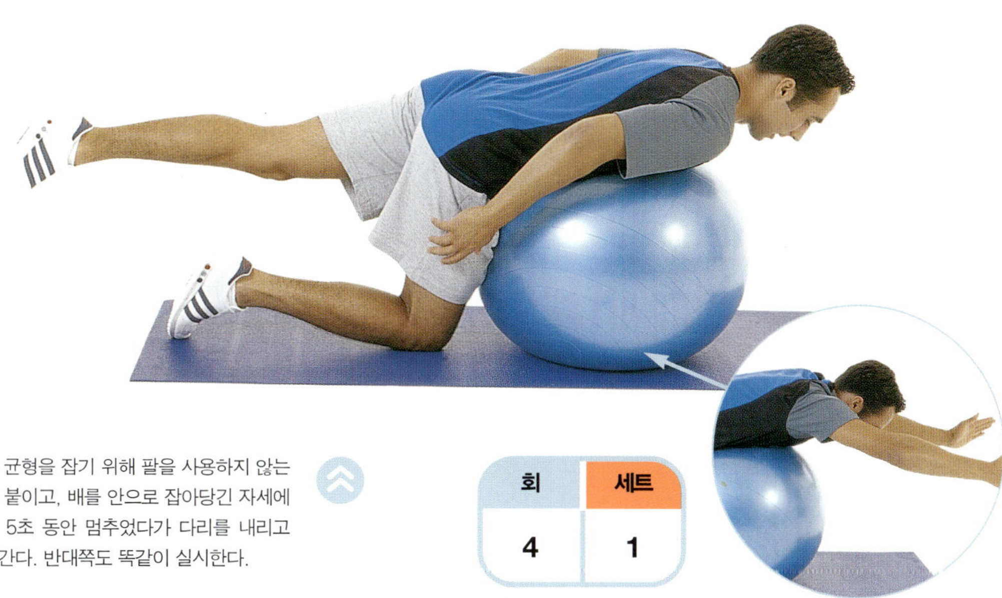

4단계. 여기서는 균형을 잡기 위해 팔을 사용하지 않는다. 팔을 몸 옆에 붙이고, 배를 안으로 잡아당긴 자세에서 머리를 든다. 5초 동안 멈추었다가 다리를 내리고 시작자세로 돌아간다. 반대쪽도 똑같이 실시한다.

회	세트
4	1

대단한 도전!
한쪽 다리를 뒤로 뻗고 양 손을 들어올린다. 5초 동안 멈추었다가 팔과 다리를 내리고 시작자세로 돌아간다. 반대쪽도 똑같이 실시한다.

Tip ✱ 트레이너의 한마디

❶ 엉덩이가 옆으로 움직이지 않게 한다.

❷ 머리가 아래로 숙여지지 않도록 한다. 위를 쳐다보면 목 근육이 긴장되므로 시선은 아래를 향한다.

❸ 바닥을 짚은 팔은 팔꿈치를 약간 구부린다.

파도타기

회	세트
5-8	1

등의 유연성을 높여주고 긴장을 풀어주는 데 좋은 동작이다.
다른 동작을 하기 전에 척추를 풀어주는 역할도 한다.
또한 이 동작은 허벅지 뒤쪽 근육인 슬와근을 풀어주고, 등과 엉덩이를 단련해준다.
등의 각 부분을 통제할 수 있게 해주고, 복근을 단련하여 등을 지탱하게 한다.

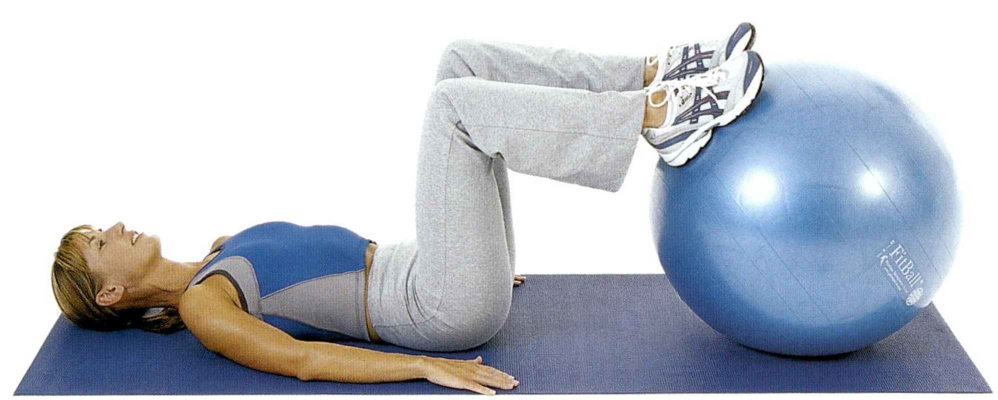

Tip ✱ 트레이너의 한마디

❶ 몸을 들어올리는 동안 척추 하나하나를 머릿속에 그려보라. 몸을 내리는 동안 척추가 자동차 타이어처럼 매트 위에 자국을 남기는 모습을 상상한다.

❷ 처음에는 다리 뒤쪽에 무리가 가서 2회 정도밖에 못할 수도 있다. 하지만 차차 횟수를 늘리면 된다.

❸ 주의! 너무 높이 몸을 들어올리지 말라. 목에 가해지는 압력이 고르지 않을 수 있기 때문이다.

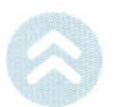 피트볼 위에 발바닥을 올리고 바닥에 등을 대고 눕는다. 무릎을 90도로 굽히고 숨을 들이쉰다.

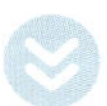 숨을 내쉬면서 등을 최대한 들어올린다. 발로 피트볼을 누르면서 배를 안으로 잡아당긴 채 엉덩이를 들고 등을 들어올린다. 숨을 들이쉬면서 1초 동안 멈추었다가 천천히 숨을 내쉬면서 몸을 서서히 내린다. 동작은 느리고 절도 있게, 피트볼은 움직이지 않게 한다.

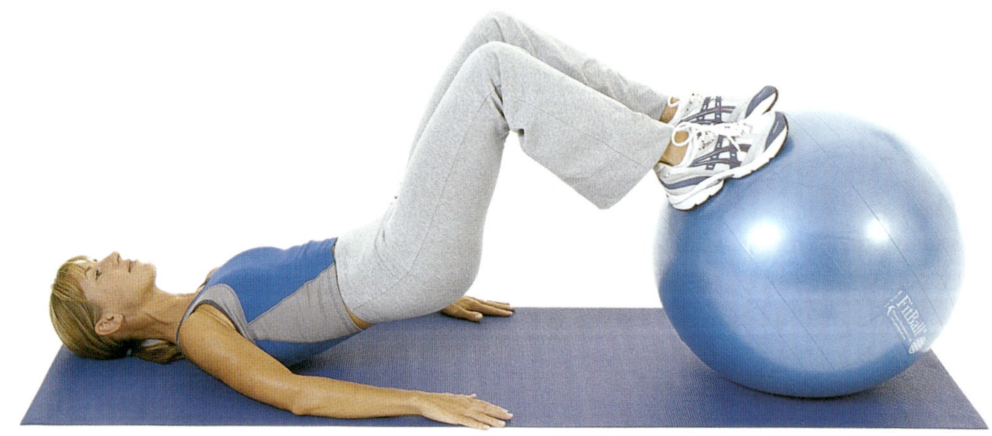

엎드려 배젓기

회	세트
8-12	1-3

목과 등의 단련뿐만 아니라 자세근육을 강화시키는 최고의 동작이다.
이 동작은 부상의 원인이 되는 몸의 취약 부위를 강화하는 데 중점을 둔다.
건강이 좋지 않거나, 등에 문제가 있으면 덤벨을 사용하지 말고
맨몸으로 실시한다. 덤벨을 사용할 때는 가벼운 것부터 시작한다.

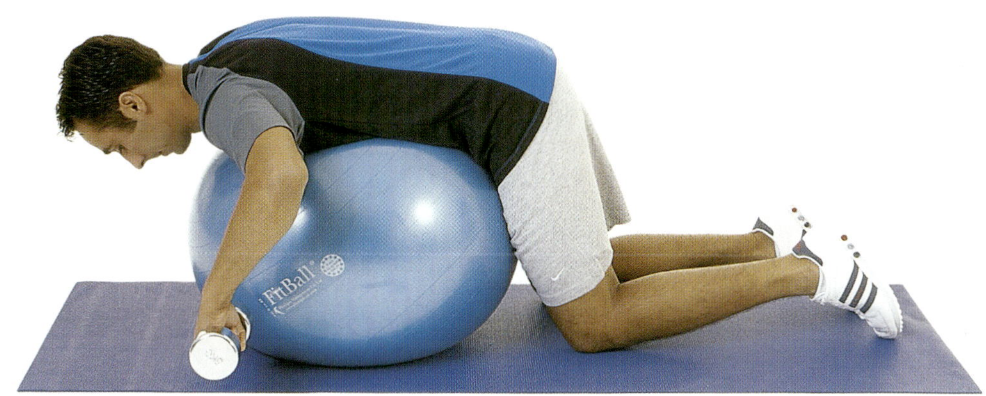

67

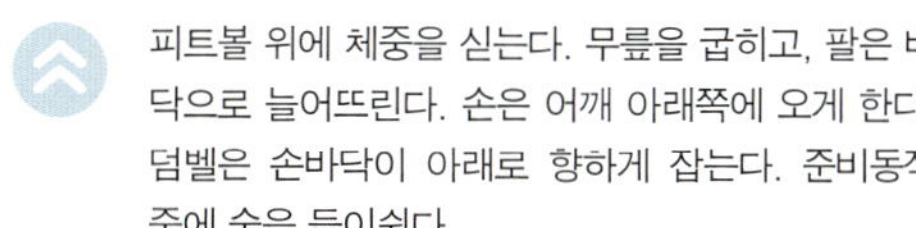 피트볼 위에 체중을 싣는다. 무릎을 굽히고, 팔은 바닥으로 늘어뜨린다. 손은 어깨 아래쪽에 오게 한다. 덤벨은 손바닥이 아래로 향하게 잡는다. 준비동작 중에 숨을 들이쉰다.

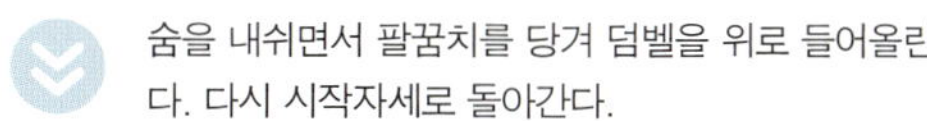 숨을 내쉬면서 팔꿈치를 당겨 덤벨을 위로 들어올린다. 다시 시작자세로 돌아간다.

Tip ✸ 트레이너의 한마디

❶ 등이 흔들리지 않도록 척추를 향해 배를 당긴다.

❷ 목이 몸과 일직선을 이루도록 목을 길게 빼 바닥을 내려다본다.

❸ 덤벨을 사용하지 않는다면 천천히 노 젓는 동작을 머릿속으로 상상하면서 팔꿈치를 위로 당긴다.

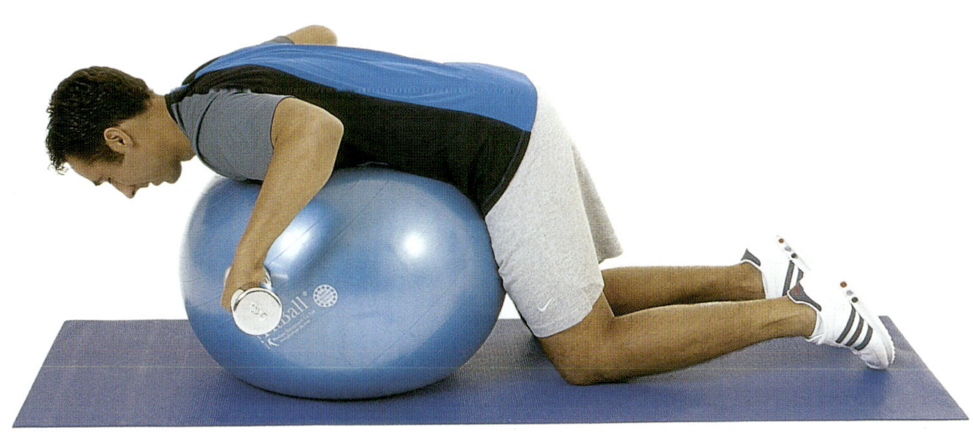

팔 뻗기

회	세트
8-12	1-3

등 가운데 부분을 강하게 단련시켜준다. 이 부분은 단련하기가 힘든데,
피트볼 위에서 이 동작을 하면 등 가운데 부분의 근육들이 움직여 균형을 잡게 되고,
그 덕분에 그 근육들이 덮고 있는 등 가운데 부분을 아름답게 만들어준다.
더 좋은 결과를 얻고 싶으면 약간 무거운 덤벨을 고르는 것이 좋다.

Tip ✱ 트레이너의 한마디

❶ 배를 안으로 당겨 피트볼 위에서 균형을 유지한다.

❷ 팔을 지나치게 펴지 않는다.

❸ 천천히 절도 있게 움직인다.

❹ 숨을 들이쉬며 팔을 뒤로 뻗고, 숨을 내쉬며 팔을 들어올린다.

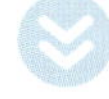

머리, 목, 어깨, 등의 아래에 피트볼이 오게 한다.
커다란 덤벨을 두 손으로 든다. 팔꿈치를 약간 굽힌
상태에서 덤벨을 들어올린다.

등의 중간이 당기는 느낌이 있을 때까지 천천히 팔을
머리 뒤쪽으로 내린다. 그런 다음 덤벨을 들어올려
시작자세로 돌아온다.

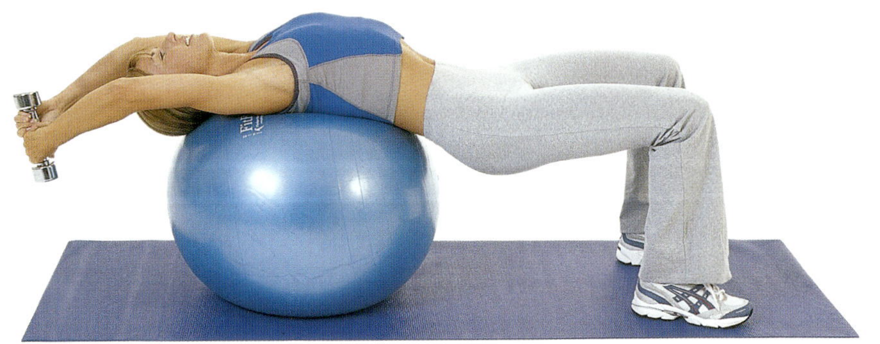

글라이더

회	세트
8-12	1-3

견갑골을 사용하여 등의 중간 부분을 강하게 만드는 동작이다. 라켓을 사용하는 스포츠를 비롯해 골프, 하키, 볼링을 하는 사람들에게 특히 효과가 있다. 잘 가꾸어진 등은 매력이 넘쳐 눈길을 끈다. 잘 단련된 복근과 조화를 이루어 완벽한 자세와 몸매를 완성시킨다. 이 동작은 덤벨을 들어올려 등 근육을 수축시키는 동안 복근으로 척추를 지탱해주어야 한다.

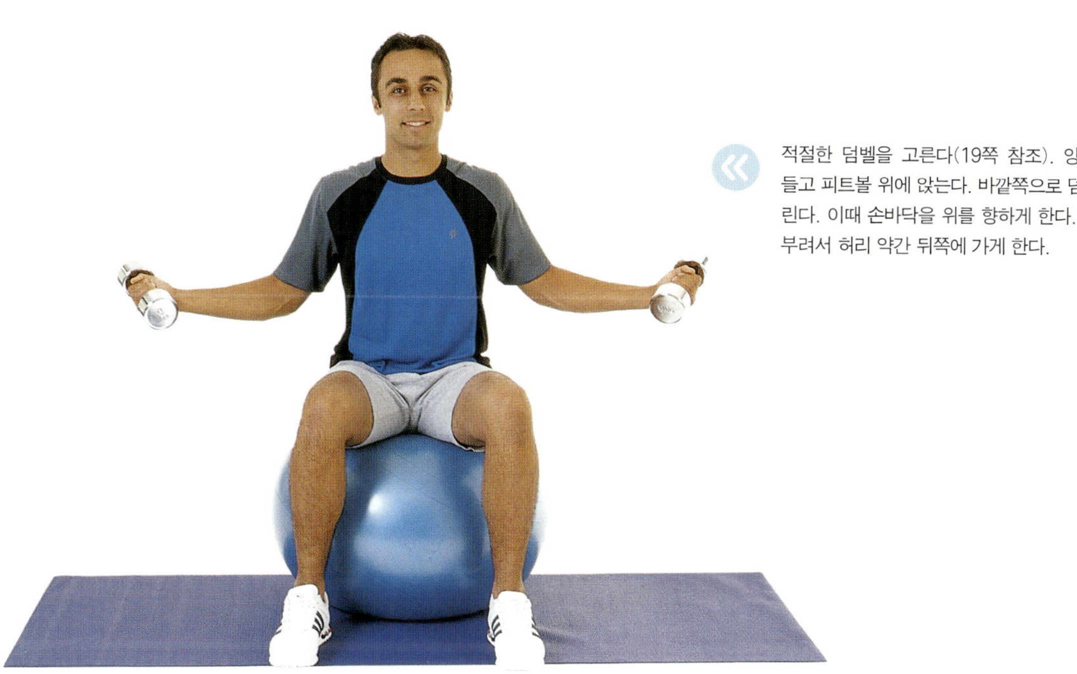

적절한 덤벨을 고른다(19쪽 참조). 양손에 덤벨을 들고 피트볼 위에 앉는다. 바깥쪽으로 덤벨을 들어올린다. 이때 손바닥을 위를 향하게 한다. 팔꿈치는 구부려서 허리 약간 뒤쪽에 가게 한다.

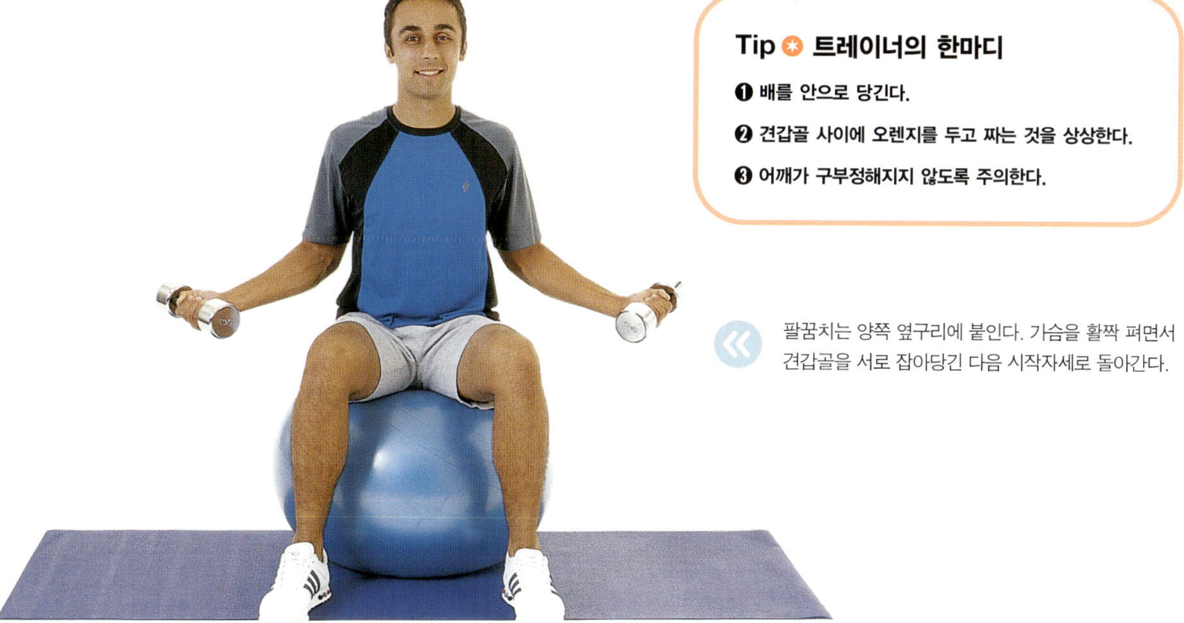

Tip ✴ 트레이너의 한마디

❶ 배를 안으로 당긴다.

❷ 견갑골 사이에 오렌지를 두고 짜는 것을 상상한다.

❸ 어깨가 구부정해지지 않도록 주의한다.

팔꿈치는 양쪽 옆구리에 붙인다. 가슴을 활짝 펴면서 견갑골을 서로 잡아당긴 다음 시작자세로 돌아간다.

뱃머리

회	세트
8-12	1-3

동작은 간단하지만 등과 목 근육을 강화시키는 데 효과가 좋다. 이 동작으로 등과 목을 단련하면 몸이 아픈 사람도 아기 안아주기, 소소한 집안일 등을 수월하게 해낼 수 있다. 인간 대포보다 쉬운 동작이다.

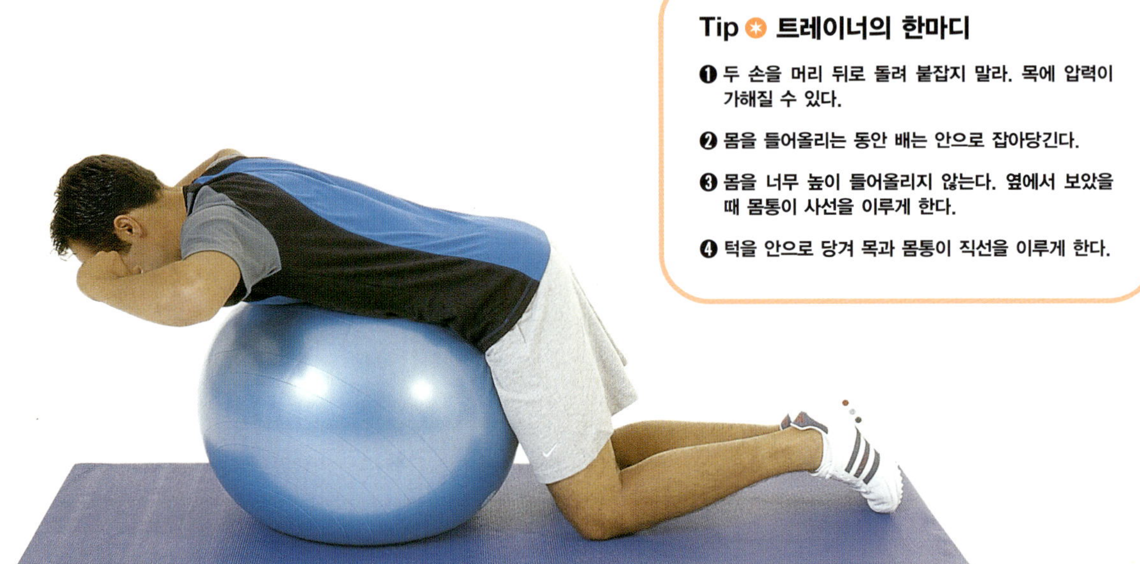

Tip ✱ 트레이너의 한마디

❶ 두 손을 머리 뒤로 돌려 붙잡지 말라. 목에 압력이 가해질 수 있다.

❷ 몸을 들어올리는 동안 배는 안으로 잡아당긴다.

❸ 몸을 너무 높이 들어올리지 않는다. 옆에서 보았을 때 몸통이 사선을 이루게 한다.

❹ 턱을 안으로 당겨 목과 몸통이 직선을 이루게 한다.

바닥에 무릎을 굽힌 채 피트볼 위에 엎드린다. 손을 머리 옆에 댄다. 두 눈이 바닥과 평행을 이루게 한다. 숨을 들이쉰다.

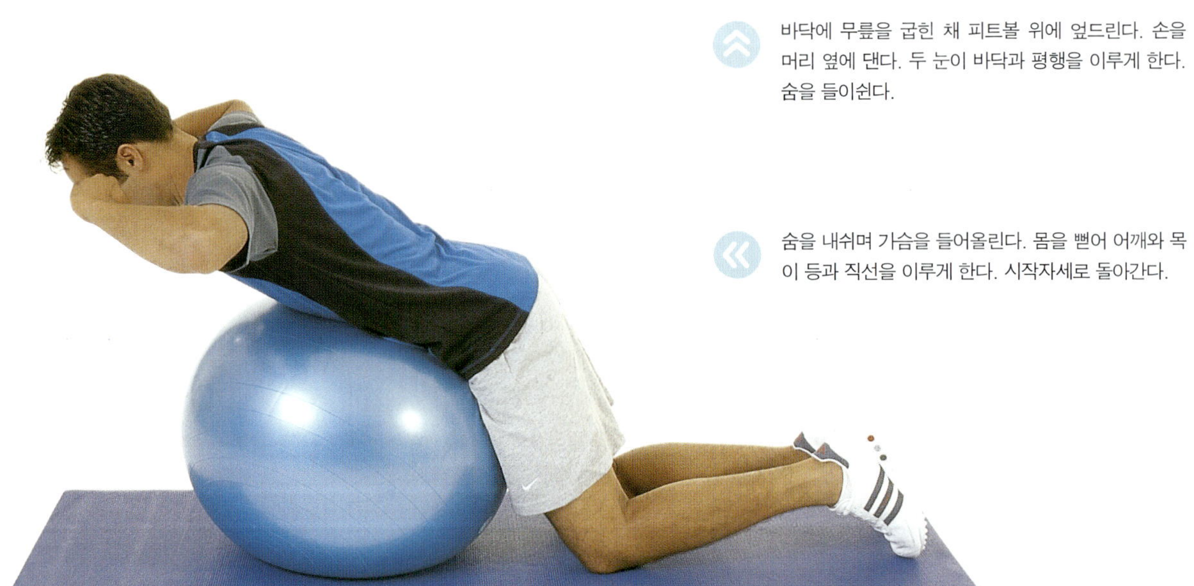

숨을 내쉬며 가슴을 들어올린다. 몸을 뻗어 어깨와 목이 등과 직선을 이루게 한다. 시작자세로 돌아간다.

인간 대포

회	세트
8-12	1-3

피트볼로 몸을 지탱한 채 등 아래쪽과 엉덩이 근육을 단련하는 동작이다.
균형감각을 높여 좋은 자세를 유지하고, 부상을 방지하는 데 효과가 크다.
바닥이 미끄럽지 않은지 반드시 확인하고 실시한다.
바닥이 미끄러우면 발을 벽에 대고 실시한다.

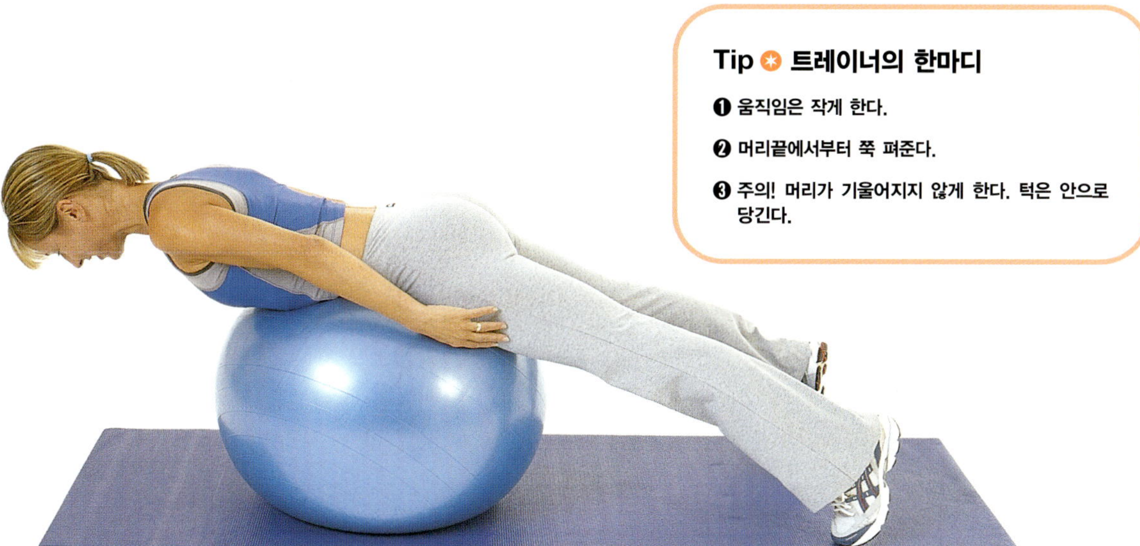

> ### Tip ✳ 트레이너의 한마디
> ❶ 움직임은 작게 한다.
> ❷ 머리끝에서부터 쭉 펴준다.
> ❸ 주의! 머리가 기울어지지 않게 한다. 턱은 안으로 당긴다.

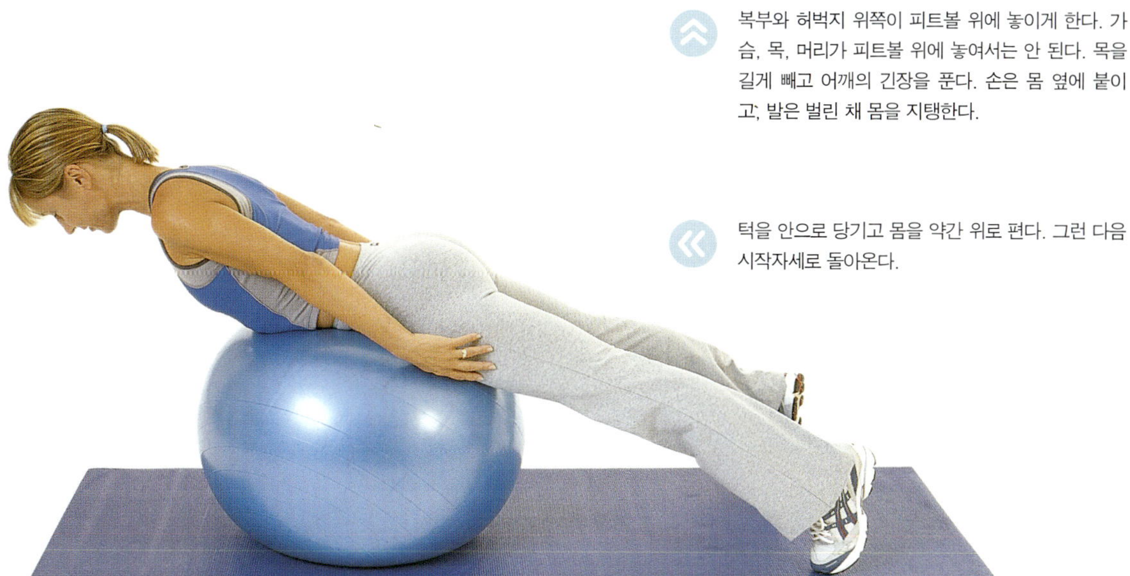

복부와 허벅지 위쪽이 피트볼 위에 놓이게 한다. 가슴, 목, 머리가 피트볼 위에 놓여서는 안 된다. 목을 길게 빼고 어깨의 긴장을 푼다. 손은 몸 옆에 붙이고, 발은 벌린 채 몸을 지탱한다.

턱을 안으로 당기고 몸을 약간 위로 편다. 그런 다음 시작자세로 돌아온다.

위로 위로 멀리

회	세트
8-12	1-3

이 동작은 팔, 등, 목 근육을 강화하여 지구력을 키워준다.
자세도 놀라울 정도로 좋아져서 몸집이 더 커보이면서도 날씬해 보인다.
물건을 들어올리고 옮기는 등 일상적 일들도 훨씬 덜 지루하게 느껴질 것이다.

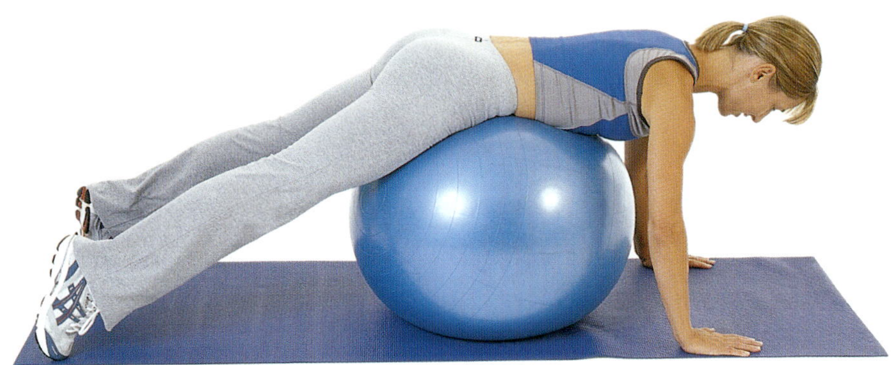

배와 허벅지 위쪽이 피트볼 위에 놓이게 한다. 발끝에 힘을 주면서 다리를 편다. 어깨 아래로 손을 짚어 몸을 지탱한다. 머리는 척추와 일직선이 되게 한다. 숨을 들이쉰다.

Tip ✻ 트레이너의 한마디

❶ 몸통을 들어올리는 동안 배를 안으로 잡아당긴다.

❷ 턱을 들어올리지 않도록 한다. 목에 긴장이 쌓인다.

❸ 주의! 몸을 들어올릴 때 머리, 목, 등이 일직선을 이루게 한다. 등이 곡선을 그리면서 휘지 않도록 한다.

숨을 내쉬며 머리 위로 팔을 뻗는다. 손끝을 쭉 펴면서 몸통을 들어올린다. 턱은 당기고, 머리는 두 팔 사이에 오게 한다. 그런 다음 시작자세로 돌아간다.

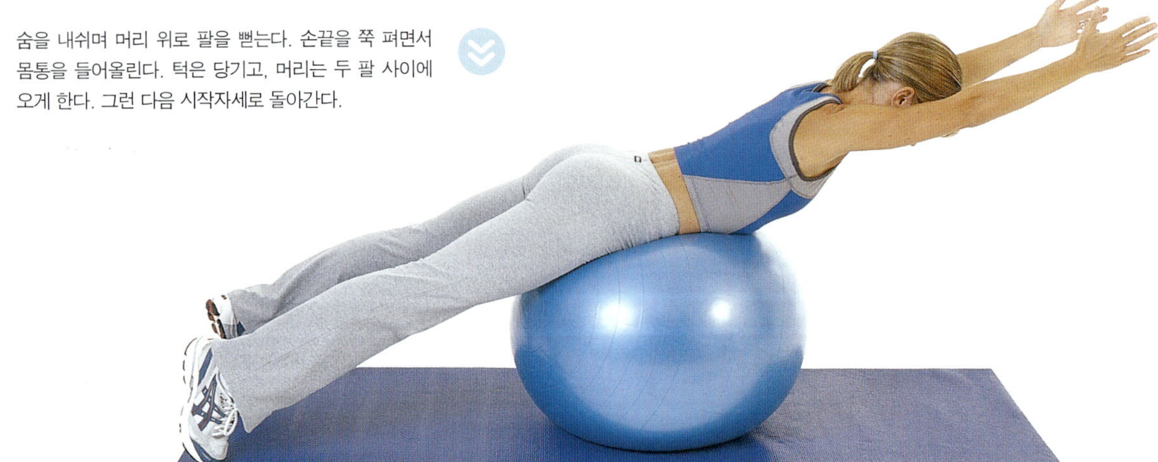

비행기

회	세트
8-12	1-3

등 근육이 균형을 잡게 만들어준다. 힘든 동작이지만 엉덩이 근육을 단련시켜 척추를 지탱하게 해준다. 피트볼 위에서 몸을 돌리는 동안 균형을 잡기 위해 복근도 작용해 일석이조 효과를 볼 수 있다.

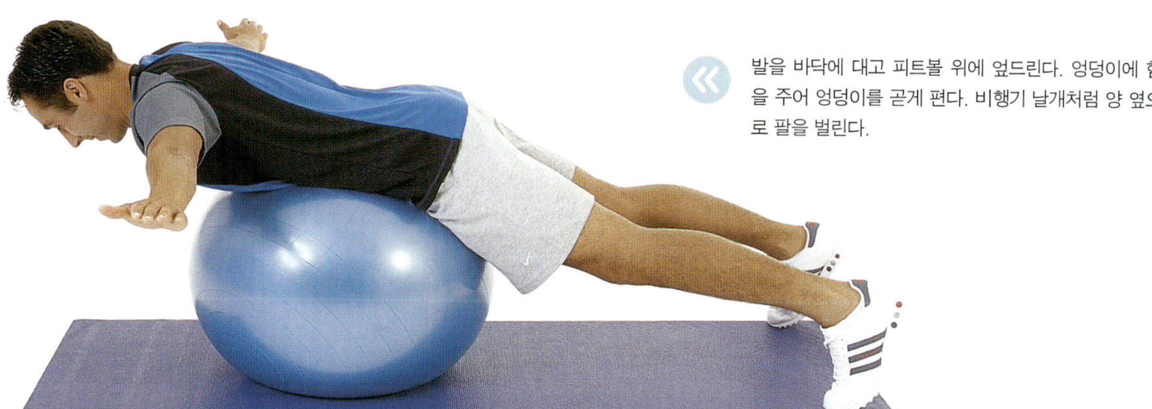

발을 바닥에 대고 피트볼 위에 엎드린다. 엉덩이에 힘을 주어 엉덩이를 곧게 편다. 비행기 날개처럼 양 옆으로 팔을 벌린다.

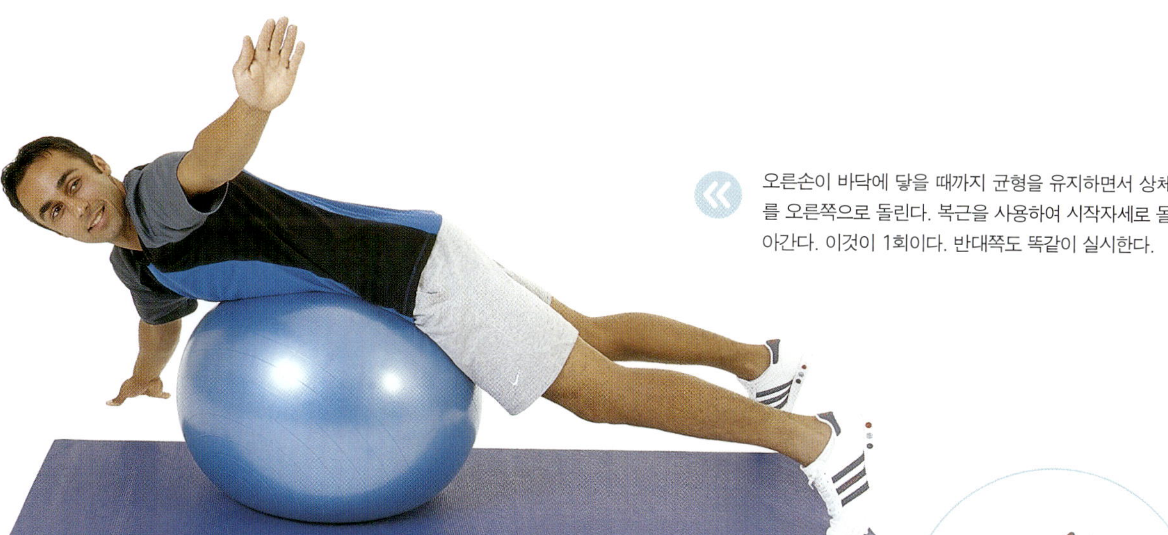

오른손이 바닥에 닿을 때까지 균형을 유지하면서 상체를 오른쪽으로 돌린다. 복근을 사용하여 시작자세로 돌아간다. 이것이 1회이다. 반대쪽도 똑같이 실시한다.

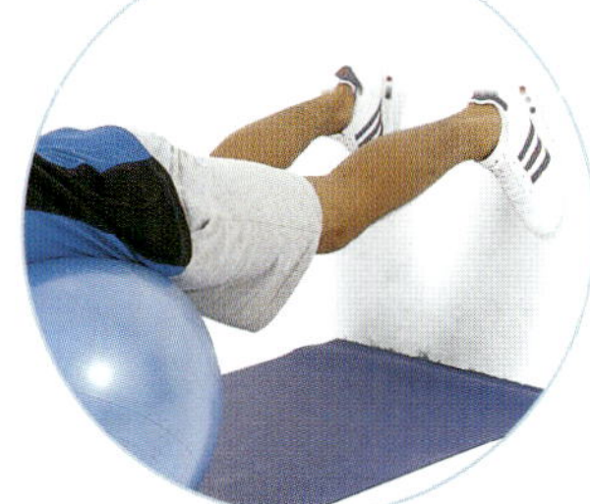

대단한 도전!
발을 벽에 대고 비행기 동작을 한다. 이때 발의 높이는 엉덩이보다 약간 낮아야 한다.

Tip ✲ 트레이너의 한마디

❶ 배를 안으로 잡아당기고 어깨의 긴장을 푼다.

❷ 등 근육이 혹사당하지 않도록 엉덩이 근육을 잘 활용해야 한다.

❸ 주의! 몸을 돌리는 동안 머리를 너무 심하게 돌리지 말라.

피트볼 끌어안기

회	세트
8-12	1

복근 단련과 숨쉬기 기술을 터득하게 해준다. 여러 층으로 이루어진 복근 중에서 가장 안쪽의 층을 인식하면서 피트볼을 끌어안는다. 이렇게 하면 폐가 옆과 뒤로 확장된다. 이 동작은 스트레스를 줄이고, 긴장을 이완시켜준다.

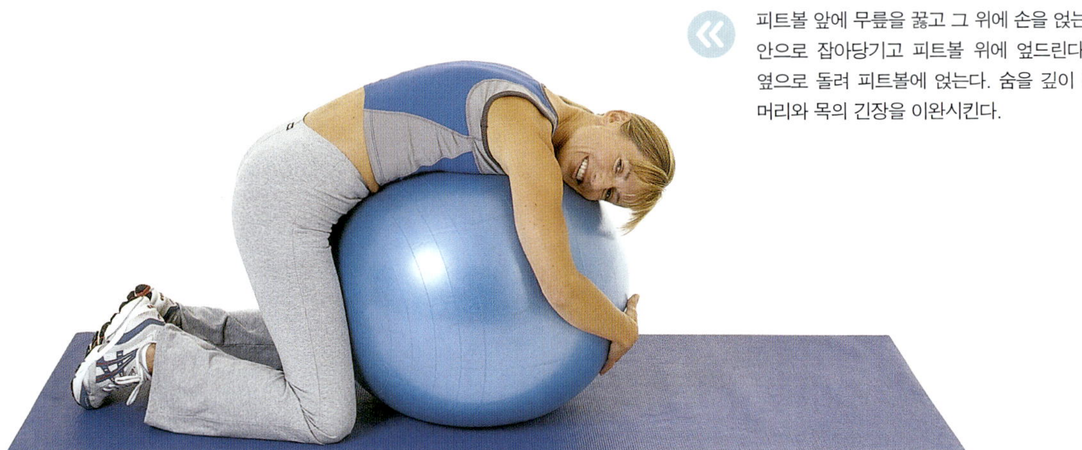

피트볼 앞에 무릎을 꿇고 그 위에 손을 얹는다. 배를 안으로 잡아당기고 피트볼 위에 엎드린다. 머리는 옆으로 돌려 피트볼에 얹는다. 숨을 깊이 들이쉬며 머리와 목의 긴장을 이완시킨다.

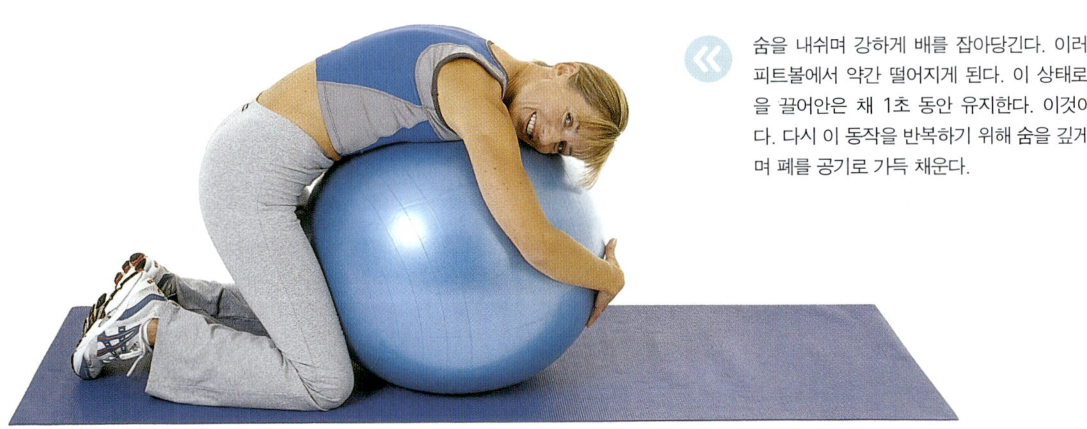

숨을 내쉬며 강하게 배를 잡아당긴다. 이러면 배가 피트볼에서 약간 떨어지게 된다. 이 상태로 피트볼을 끌어안은 채 1초 동안 유지한다. 이것이 1회이다. 다시 이 동작을 반복하기 위해 숨을 깊게 들이쉬며 폐를 공기로 가득 채운다.

복근 깨우기

회	세트
8-12	1

어떤 동작을 할 때 복근이 얼마나 재빠르게 대응하는지를 의식하게 해준다.
이 기본 동작은 힘의 근원이 되는 주요 근육들을 알 수 있게 만들므로
새로 운동을 시작한 사람들에게 적당하다.

무릎을 구부리고 발을 엉덩이 너비로 벌린 채 바닥
에 등을 대고 눕는다. 두 손으로 피트볼의 양쪽을
잡아 가슴까지 올린다. 팔꿈치는 약간 굽힌다. 배
를 안으로 잡아당기고 피트볼을 위로 들어올린다.

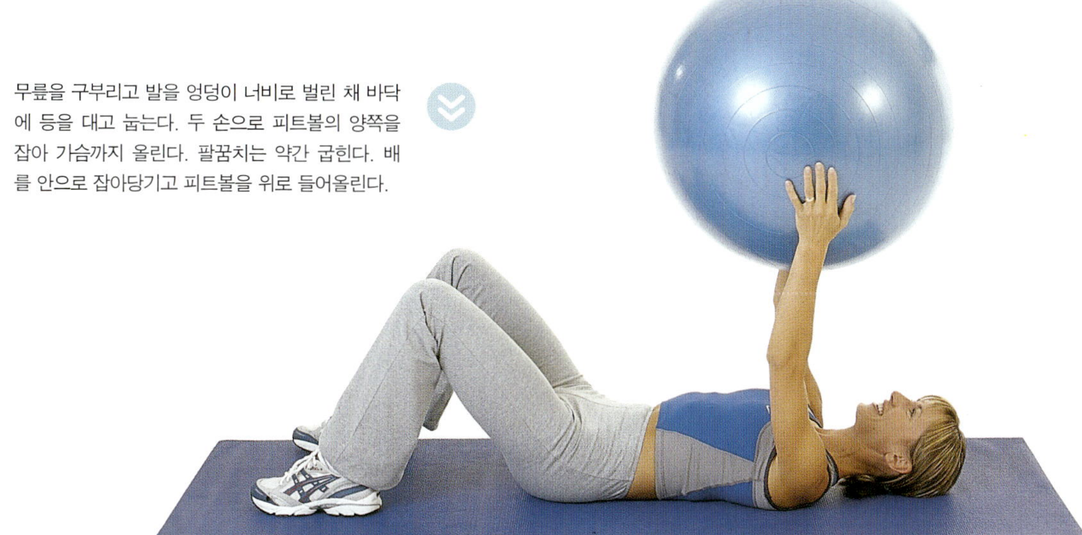

사진과 같이 피트볼을 천천히 머리 위
로 내린다. 척추가 바닥에서 떨어지는
것을 느낄 수 있을 것이다. 그 상태에
서 배를 안으로 더 당겨준다. 팔을 올
려 피트볼을 다시 원래 위치로 가져다
놓는다.

Tip ✱ 트레이너의 한마디

❶ 최대의 효과를 얻고 싶다면 동작은 천천히 하라.

❷ 난이도를 높이려면 오른쪽 어깨 위에 피트볼을 들
　고 있다가 사선을 그리며 왼쪽 엉덩이 위로 옮기면
　된다. 반대쪽도 똑같이 실시한다.

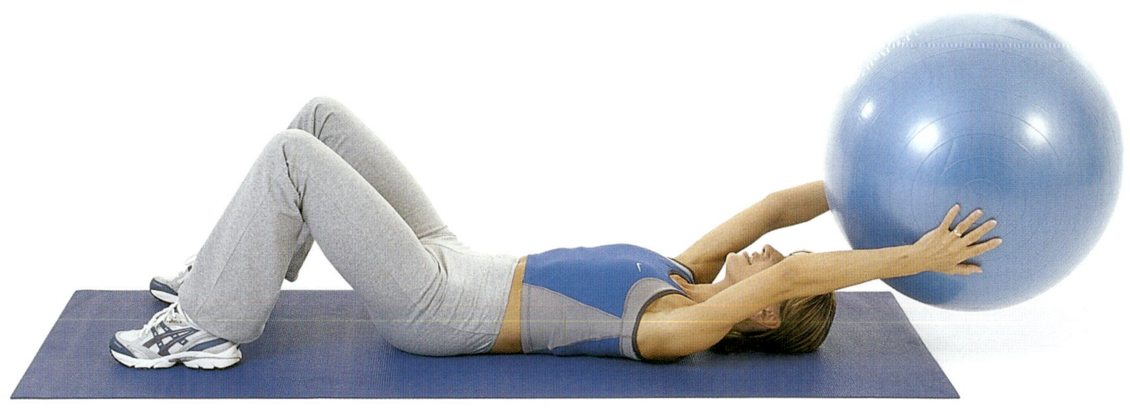

복근운동의 기본

회	세트
8-12	1-3

바닥에 누워서 하는 동작으로 복근운동을 처음 하는 사람들에게 유용하다.
간단하고 쉬워서 본격적인 복근운동을 시작하기 전에 준비동작으로 활용하면 좋다.
단단하고 납작한 배와 단련된 근육을 빠른 시간 내에 얻을 수 있다.

피트볼 위에 다리를 올리고 눕는다. 엉덩이와 무릎을 90도 각도로 구부리고, 피트볼을 몸에 붙인다. 손은 머리에 대고 숨을 들이쉰다.

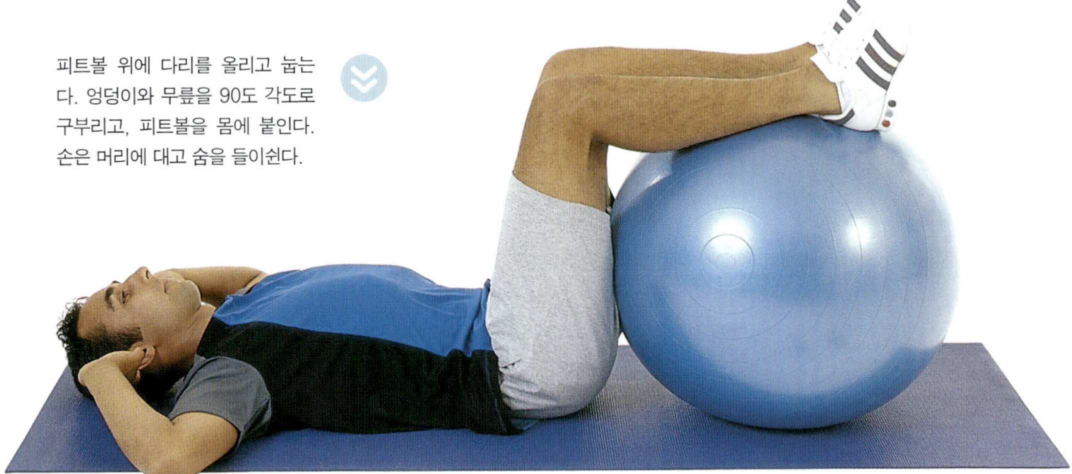

Tip ✱ 트레이너의 한마디

❶ 어깨의 긴장을 풀어서 뻣뻣해지지 않게 한다.

❷ 목이 힘없이 아래로 늘어지지 않도록 한다.

숨을 내쉬며 어깨와 머리를 바닥에서 들어올린다. 턱과 가슴 사이에 오렌지가 하나 놓여 있다고 상상한다. 몸을 들어올리는 동안 배를 안으로 잡아당기고, 갈비뼈를 엉덩이 쪽으로 당긴다. 1초 동안 멈추었다가 숨을 들이쉬면서 시작자세로 돌아간다.

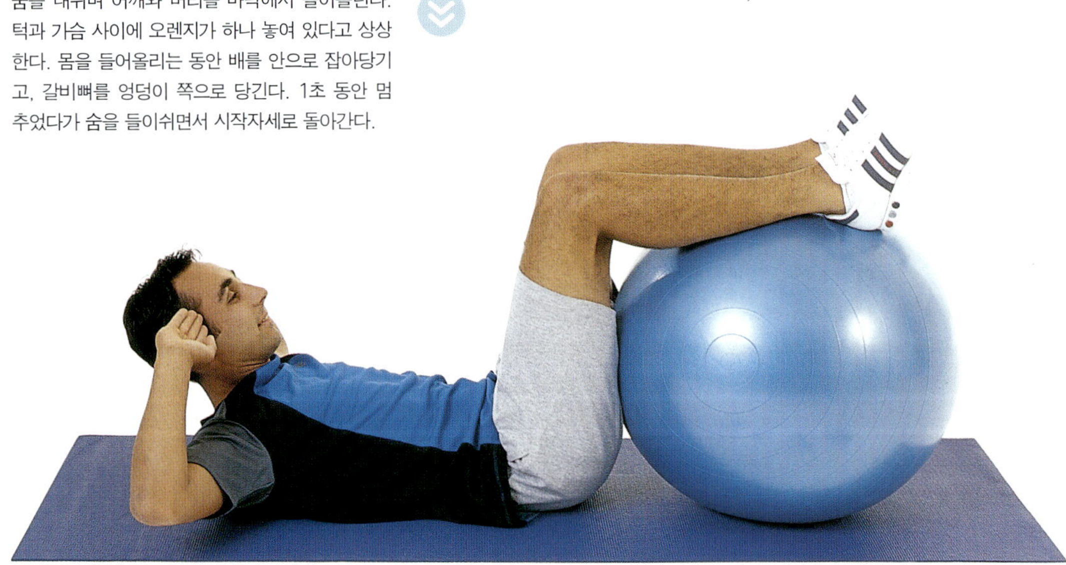

복근 뒤틀기의 기본

회	세트
8-12	1-3

복근 뒤틀기(79쪽 참조)를 바닥에 누워서 하는 동작이다.
건강이 좋지 않거나 허리를 단련하고자 할 때 적당하다. 몸통을 뒤트는 동작은
갈비뼈에서 엉덩이까지 몸통 옆을 에워싸고 있는 근육을
단련시켜 허리를 가늘게 만들어준다.

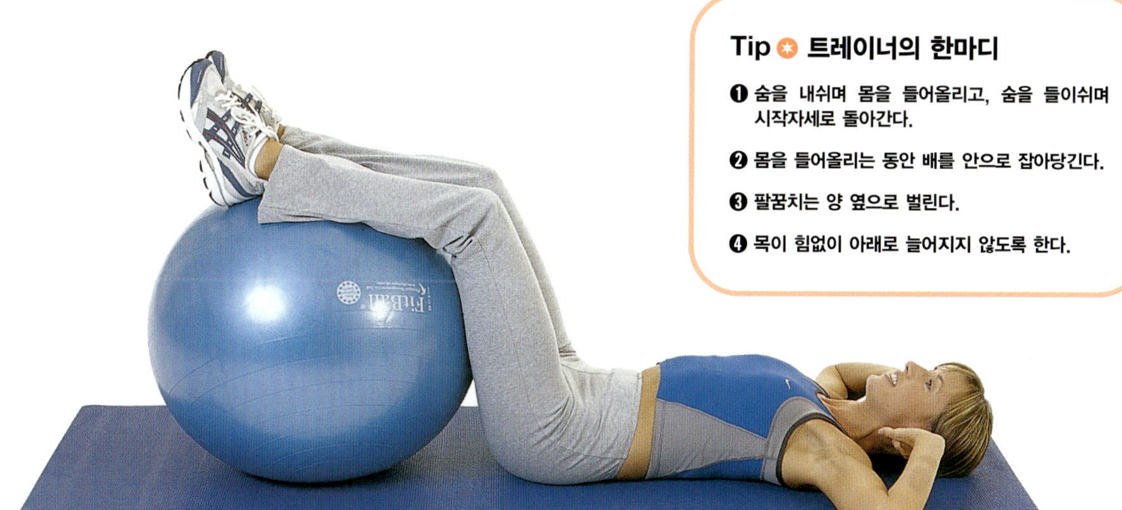

> ### Tip ☀ 트레이너의 한마디
>
> ❶ 숨을 내쉬며 몸을 들어올리고, 숨을 들이쉬며
>   시작자세로 돌아간다.
>
> ❷ 몸을 들어올리는 동안 배를 안으로 잡아당긴다.
>
> ❸ 팔꿈치는 양 옆으로 벌린다.
>
> ❹ 목이 힘없이 아래로 늘어지지 않도록 한다.

 피트볼 위에 다리를 얹고 등을 바닥에 대고 눕는다.
엉덩이와 무릎을 90도 각도로 굽힌 다음 피트볼을
몸에 붙인다. 두 손은 머리 뒤에 가볍게 댄다. 이때
두 손을 서로 마주잡지 않는다.

머리와 어깨를 바닥에서 들어올리고 오른쪽 어깨부
터 틀어준다. 턱 아래에 오렌지를 올려놓았다고 상상
하라. 오른쪽 갈비뼈를 반대쪽 엉덩이 쪽으로 당긴
다. 1초 동안 멈추었다가 시작자세로 돌아간다. 같은
방향으로 필요한 횟수만큼 반복한 후 반대쪽으로 바
꾸어 똑같이 실시한다.

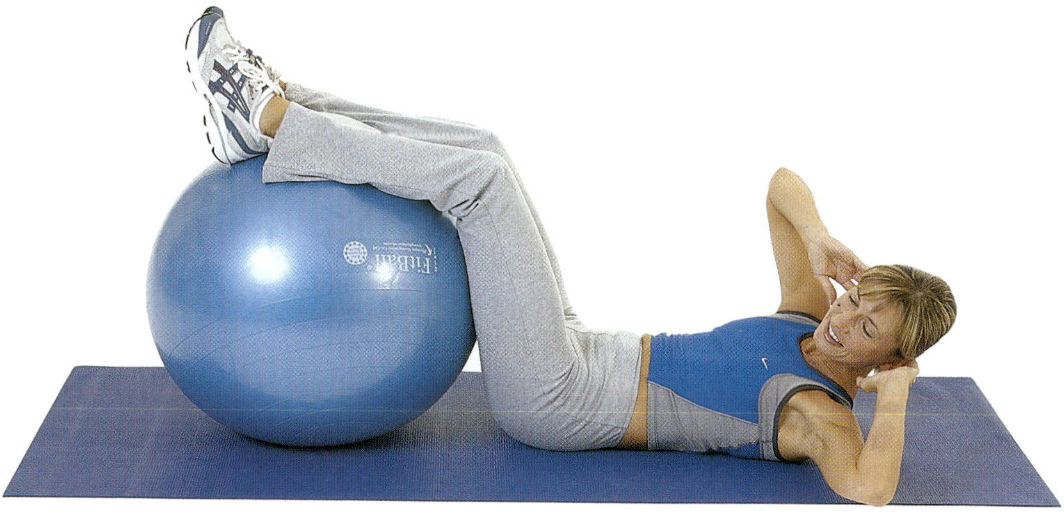

복근 단련하기

회	세트
8-12	1-3

복근을 단련시키는 데 매우 효과적인 동작이다. 피트볼이 등 아래쪽의 움푹 들어간 부분을 받쳐주기 때문에 바닥에서 복근운동을 할 때보다 더 자유롭게 복근을 움직일 수 있다. 또한 피트볼 위에서 균형을 잡기 위해 여러 근육을 움직여야 하므로 한 번에 다양한 근육을 단련할 수 있다.

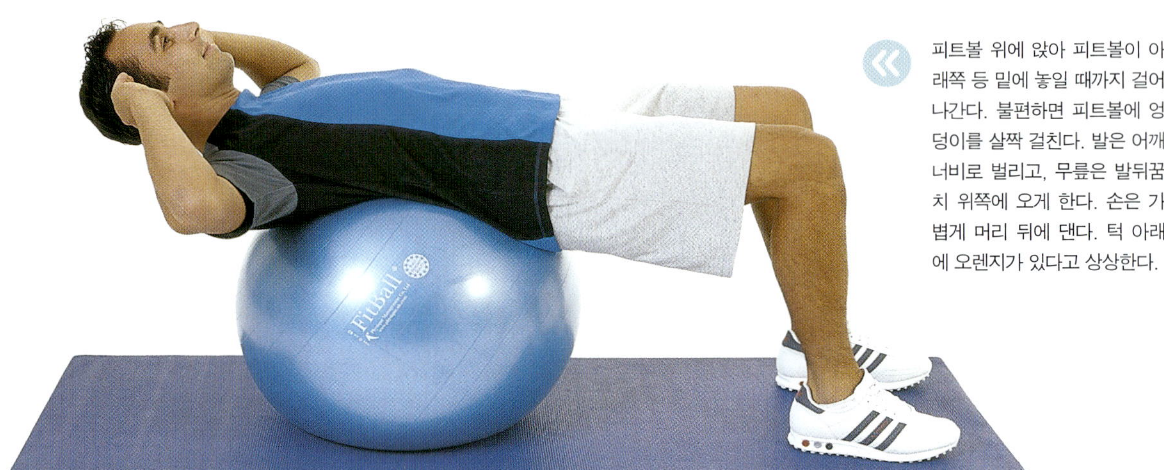

피트볼 위에 앉아 피트볼이 아래쪽 등 밑에 놓일 때까지 걸어 나간다. 불편하면 피트볼에 엉덩이를 살짝 걸친다. 발은 어깨 너비로 벌리고, 무릎은 발뒤꿈치 위쪽에 오게 한다. 손은 가볍게 머리 뒤에 댄다. 턱 아래에 오렌지가 있다고 상상한다.

> **Tip** ✳ **트레이너의 한마디**
>
> ❶ 숨을 내쉬며 몸을 들어올리고, 숨을 들이쉬며 시작자세로 돌아간다.
>
> ❷ 안으로 배를 잡아당긴다.
>
> ❸ 피트볼로 허리를 받쳐준다.
>
> ❹ 몸이 직선을 이루도록 절도 있게 몸을 일으킨다. 몸이 휘지 않도록 한다.

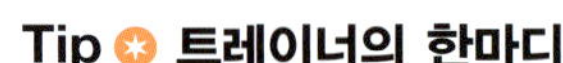

복근을 수축시키면서 어깨를 들어올리고, 갈비뼈를 엉덩이 쪽으로 당긴다. 1초 동안 멈추었다가 시작자세로 돌아간다.

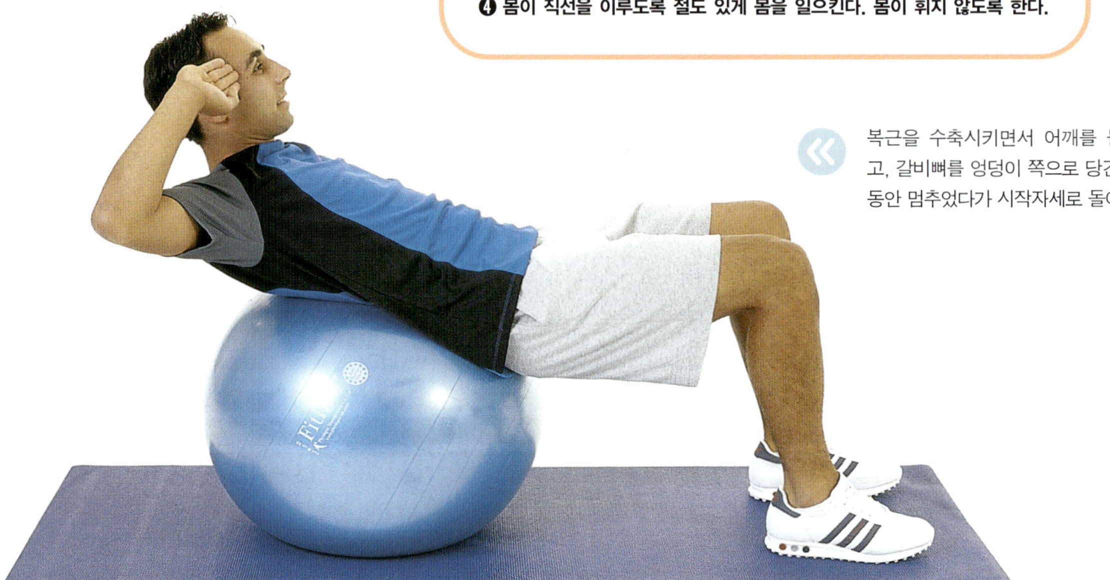

복근 뒤틀기

회	세트
8-12	1-3

바닥에서 하는 복근운동보다 훨씬 더 효과적으로 복근을 단련시켜주는 동작이다.
피트볼에서 복근운동을 하면 균형을 잡기 위해 다른 근육들이
움직이는 동시에 복근도 최대한 단련할 수 있다. 단단하고 납작한 배와
아름다운 허리선을 효과적으로 가꿀 수 있다.

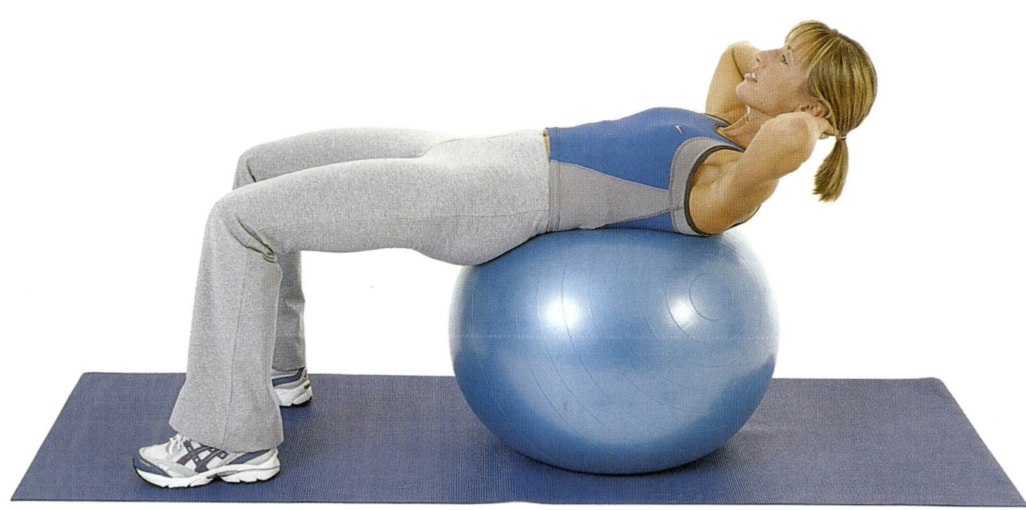

피트볼 위에 앉아 있다가 등 아래쪽이 피트볼 위에
놓일 때까지 걸어나간다. 발을 어깨 너비로 벌리고,
무릎을 발뒤꿈치 위쪽에 오게 한다. 손은 머리 뒤에
대고 턱 아래에 오렌지가 놓여 있다고 상상한다. 배
는 안으로 잡아당긴다.

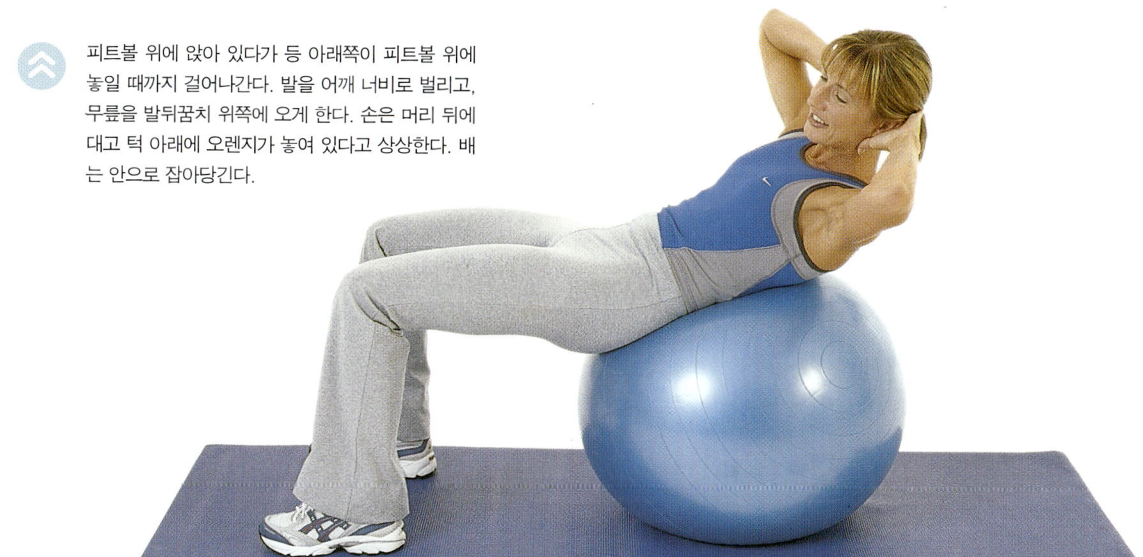

숨을 내쉬면서 어깨를 들어올려 상체를 뒤틀어준
다. 갈비뼈를 반대쪽 엉덩이 쪽으로 당긴다. 1초 동
안 멈추었다가 숨을 들이쉬며 시작자세로 돌아간
다. 반대편도 똑같이 실시한다.

Tip ✹ 트레이너의 한마디

❶ 팔꿈치를 양 옆으로 벌리고, 목이 힘없이 아래로
  늘어지지 않도록 한다.

❷ 이 동작이 쉬워지면 한 쪽에 8~12회 실시하고,
  반대쪽으로 방향을 바꿔 역시 8~12회 실시한다.

허리살 빼기

회	세트
8-12	1-3

허리 근육 강화를 목표로 한다. 이 동작을 하는 동안 복근과 등 근육을 사용해 균형을 잡게 된다. 규칙적으로 연습하면 아름다운 허리선을 가꾸면서 자세도 좋아진다.

걷는 자세로 벽에 두 발을 대고 버틴다. 옆구리 아래에 피트볼이 놓이게 한다. 배는 최대한 잡아당기고 손끝은 관자놀이에 댄다. 팔꿈치는 뒤를 향하게 하고 견갑골에 힘을 준다.

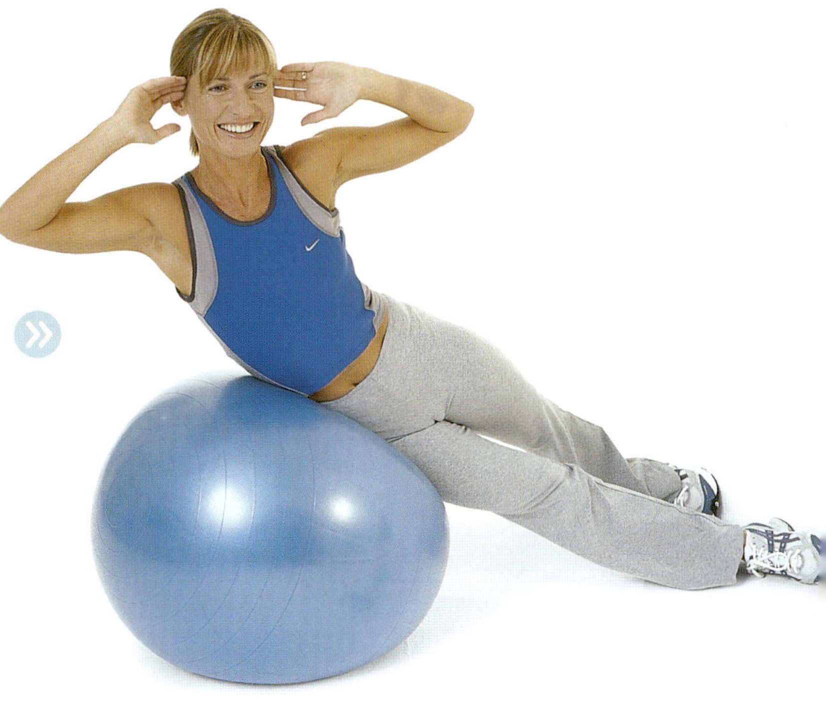

천천히 상체를 피트볼 위에 기댔다가 처음 자세로 서서히 돌아온다. 이때 복근을 단단히 수축시킨다.

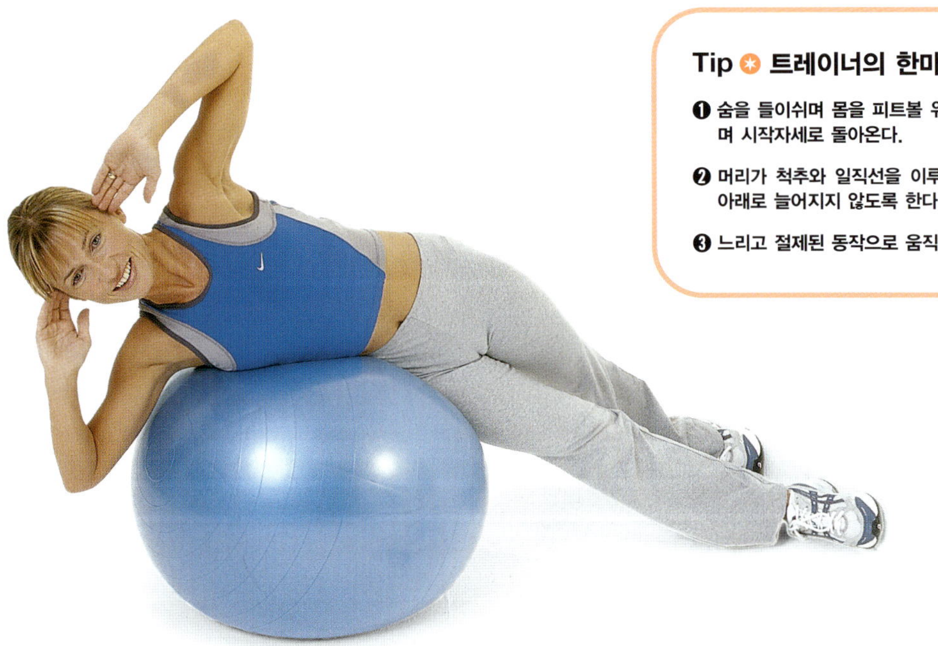

Tip ✱ 트레이너의 한마디

❶ 숨을 들이쉬며 몸을 피트볼 위에 기댄다. 숨을 내쉬며 시작자세로 돌아온다.

❷ 머리가 척추와 일직선을 이루게 하고, 목이 힘없이 아래로 늘어지지 않도록 한다.

❸ 느리고 절제된 동작으로 움직인다.

피트볼 들기

회	세트
8-12	1-3

군살이 가장 끈질기게 남아 있는 복부 아랫부분을 단련해준다.
대부분의 복부운동이 배 위쪽에 집중돼 있는데, 이 동작은 배 아랫부분에
집중하는 것이 특징이다. 꾸준히 연습하다 보면 복부 아랫부분이
열심히 움직이는 것을 느낄 수 있다.

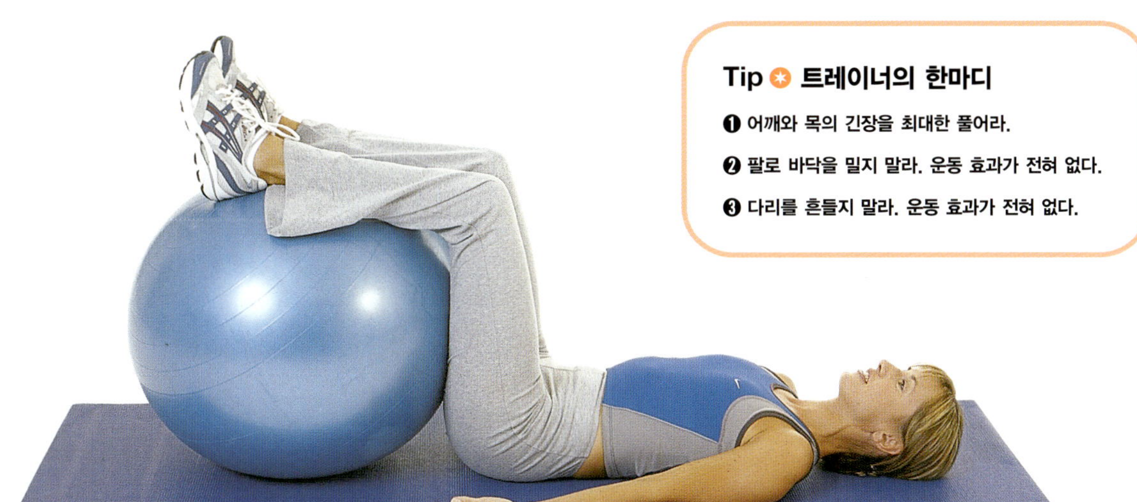

Tip ✱ 트레이너의 한마디

❶ 어깨와 목의 긴장을 최대한 풀어라.

❷ 팔로 바닥을 밀지 말라. 운동 효과가 전혀 없다.

❸ 다리를 흔들지 말라. 운동 효과가 전혀 없다.

바닥에 등을 대고 누운 다음 피트볼 위에 다리를 올린다. 팔을 양 옆으로 내리고 손바닥이 위를 향하게 한다. 발꿈치로 피트볼을 끌어당겨 준비를 마친다.

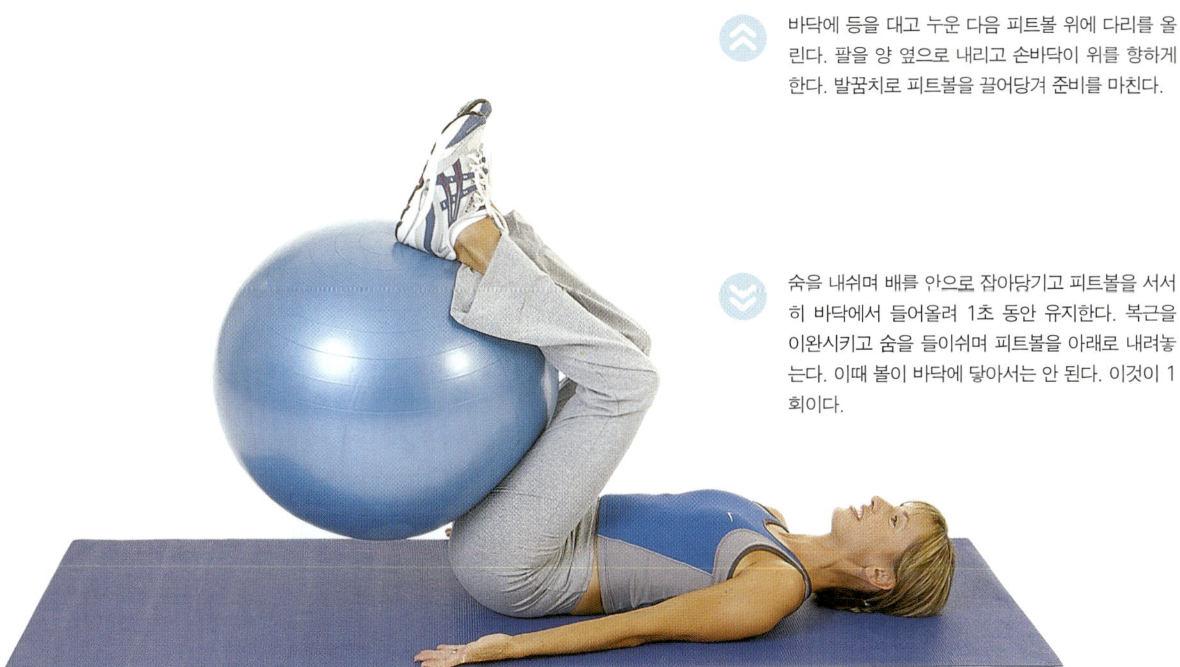

숨을 내쉬며 배를 안으로 잡아당기고 피트볼을 서서히 바닥에서 들어올려 1초 동안 유지한다. 복근을 이완시키고 숨을 들이쉬며 피트볼을 아래로 내려놓는다. 이때 볼이 바닥에 닿아서는 안 된다. 이것이 1회이다.

피트볼 굴리기

회	세트
8-12	1-3

엉덩이와 다리를 가꾸면서 동시에 허리 근육을 강화하는 동작이다.
모든 사람에게 좋지만, 특히 건강이 나쁘거나 과체중인 사람에게 효과가 뛰어나다.

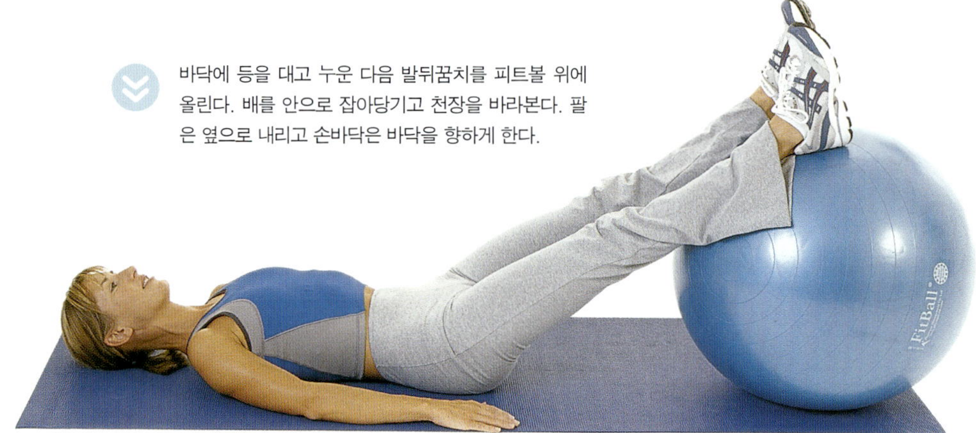

바닥에 등을 대고 누운 다음 발뒤꿈치를 피트볼 위에 올린다. 배를 안으로 잡아당기고 천장을 바라본다. 팔은 옆으로 내리고 손바닥은 바닥을 향하게 한다.

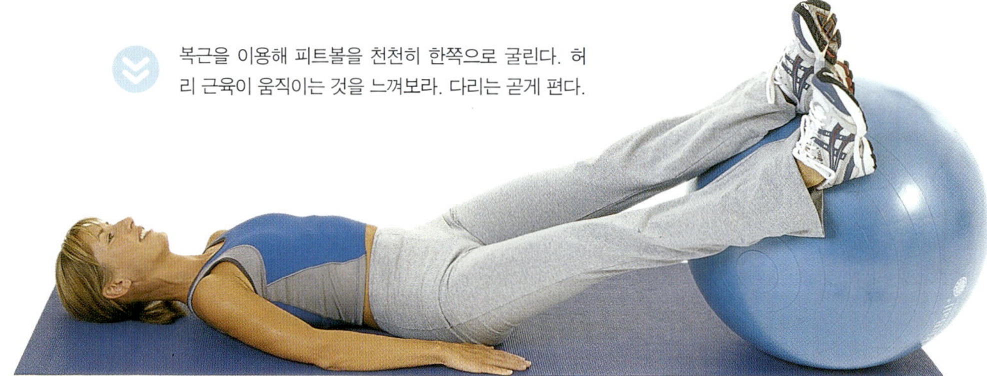

복근을 이용해 피트볼을 천천히 한쪽으로 굴린다. 허리 근육이 움직이는 것을 느껴보라. 다리는 곧게 편다.

> ### Tip ✿ 트레이너의 한마디
>
> ❶ 모든 동작은 부드럽고 절도 있게 실시한다.
>
> ❷ 동작을 취하는 동안 배를 안으로 단단히 잡아당겨서 등이 바닥에서 떨어지지 않도록 한다.

무릎 꿇기

회	세트
8-12	1-3

다리 동작을 통해 복근을 단련시키는 새롭고 흥미로운 동작이다.
배와 팔도 강하게 만들어준다. 이외에도 여러 근육을 가꾸는 데 아주 좋다.

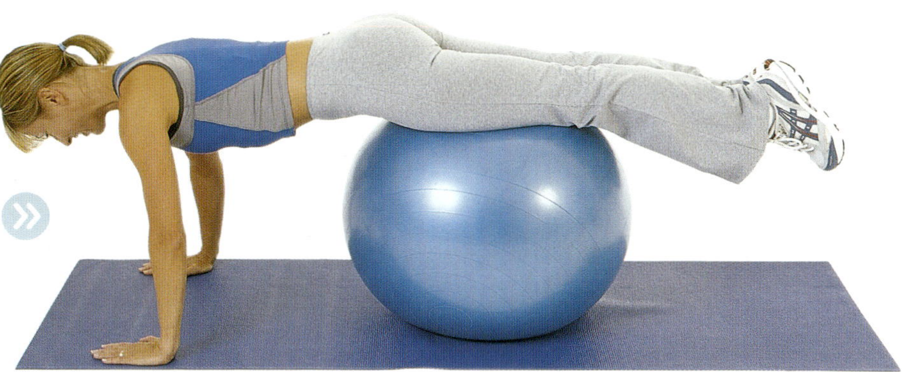

바퀴 굴리기 자세(42쪽 참조), 즉 배를 안으로 잡아당긴 자세를 취한 상태에서 피트볼 위에 허벅지를 올리고 몸을 바닥과 수평이 되게 일자로 편 자세로 시작한다.

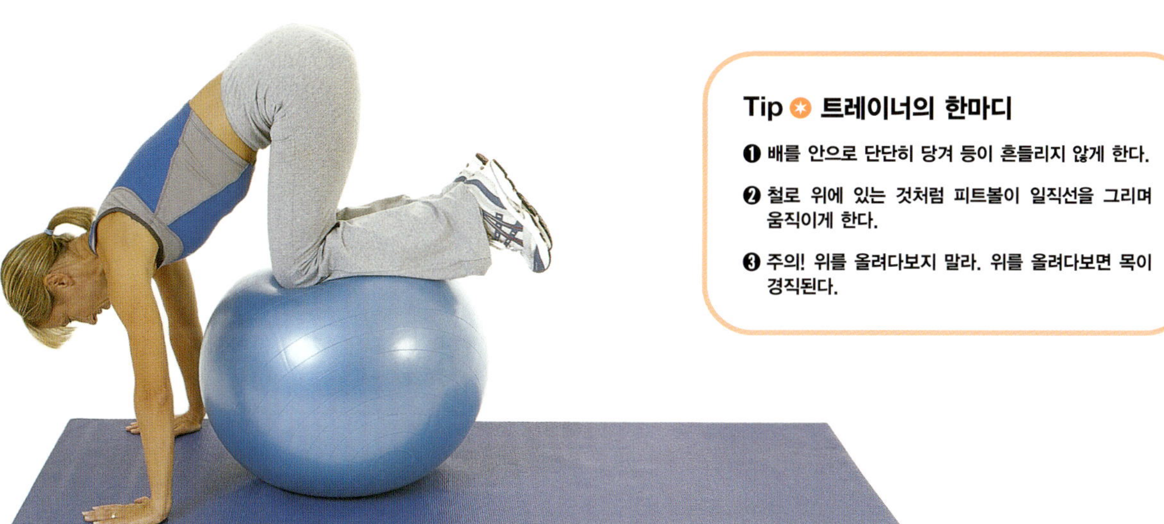

Tip ✺ 트레이너의 한마디

❶ 배를 안으로 단단히 당겨 등이 흔들리지 않게 한다.

❷ 철로 위에 있는 것처럼 피트볼이 일직선을 그리며 움직이게 한다.

❸ 주의! 위를 올려다보지 말라. 위를 올려다보면 목이 경직된다.

83

다리를 구부리고 무릎을 안쪽으로 당긴다. 팔은 흔들리지 않게 한다.

무릎을 가슴에 붙여 사진과 같은 자세가 되게 한다. 복근을 사용하여 절도 있게 처음자세로 돌아간다.

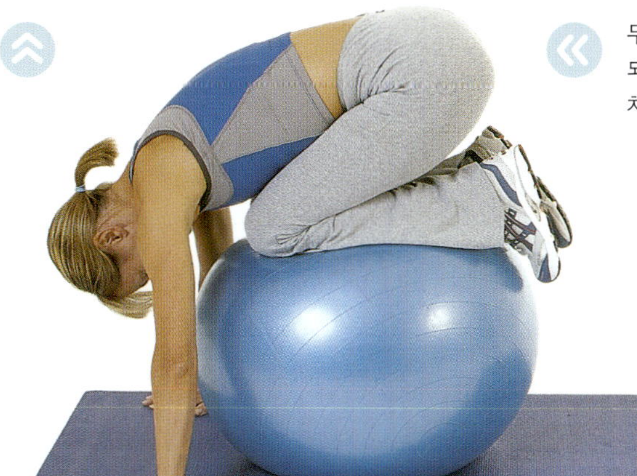

기도 ❶

회	세트
1	1

이 동작을 취하면 배, 등, 어깨 근육이 하나로 작용하게 된다. 힘들지 않으면 이 자세를 오랫동안 유지한다. 기도 동작은 피트볼 앞에 무릎을 꿇고 두 손을 피트볼 위에 올린 자세가 기본자세이다.

기본자세를 취한다. 피트볼을 조금 몸에서 밀어내고, 상체를 앞으로 숙인다. 그런 다음 팔꿈치를 피트볼 위에 올리고 두 손을 마주 잡는다. 배는 안으로 잡아당긴다. 어깨를 조금 움직여 피트볼을 몸 쪽으로 당긴 상태로 유지한다. 최대한 그 자세로 버틴다.

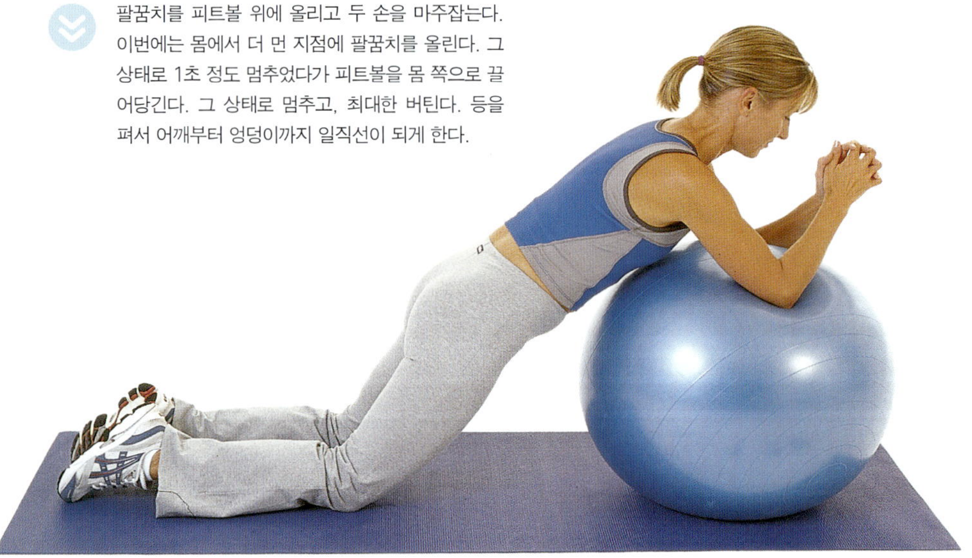

기도 ❷

회	세트
1	1

난이도가 조금 높은 동작이다.
기도 1 동작이 쉬워지면 시작하라.

Tip ✱ 트레이너의 한마디

어깨에 통증이나 문제가 있으면 물리치료사와 먼저 상의해야 한다.

팔꿈치를 피트볼 위에 올리고 두 손을 마주잡는다. 이번에는 몸에서 더 먼 지점에 팔꿈치를 올린다. 그 상태로 1초 정도 멈추었다가 피트볼을 몸 쪽으로 끌어당긴다. 그 상태로 멈추고, 최대한 버틴다. 등을 펴서 어깨부터 엉덩이까지 일직선이 되게 한다.

기도 ❸

회	세트
1	1

기도 1·2 동작이 쉽게 느껴질 때 이 동작을 시도한다.

시작자세는 같다. 발가락에 힘을 주어 몸이 천천히 아래로 내려가게 한다. 반대로 팔꿈치에 힘을 주어 몸이 위로 올라오게 한다.

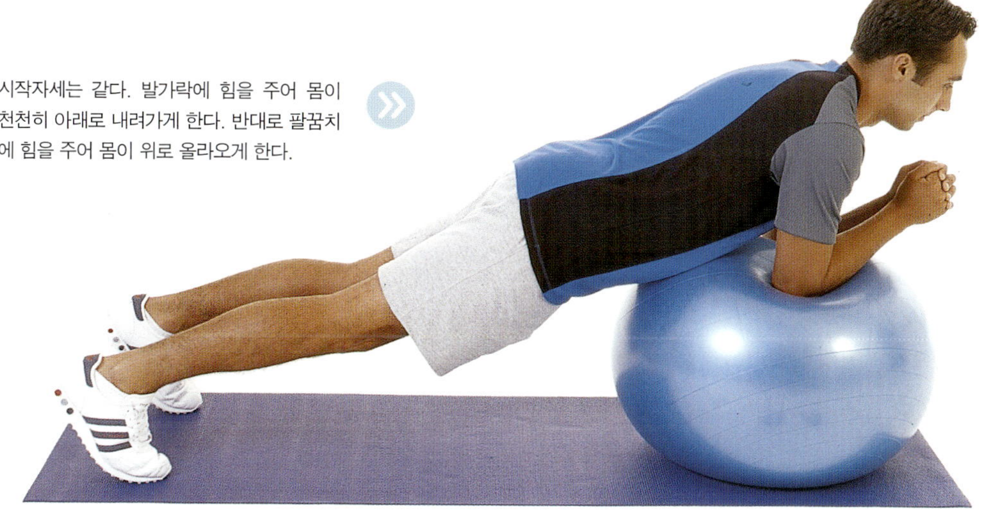

Tip ✱ 트레이너의 한마디

❶ 등이 휘지 않도록 이 동작을 하는 동안 배를 단단히 안으로 잡아당겨야 한다.

❷ 주의! 몸의 신호에 유의하라. 힘들면 당장 멈춰라!

팔을 움직여 피트볼을 약간 앞으로 구르게 한다. 등이 아래로 처지면 팔을 몸 쪽으로 약간 당긴다. 뒤통수에서 무릎까지 일직선이 되도록 배를 안으로 잡아당긴다. 그런 다음 볼을 몸 쪽으로 당겨 그 상태로 유지한다. 최대한 그 자세로 버틴다.

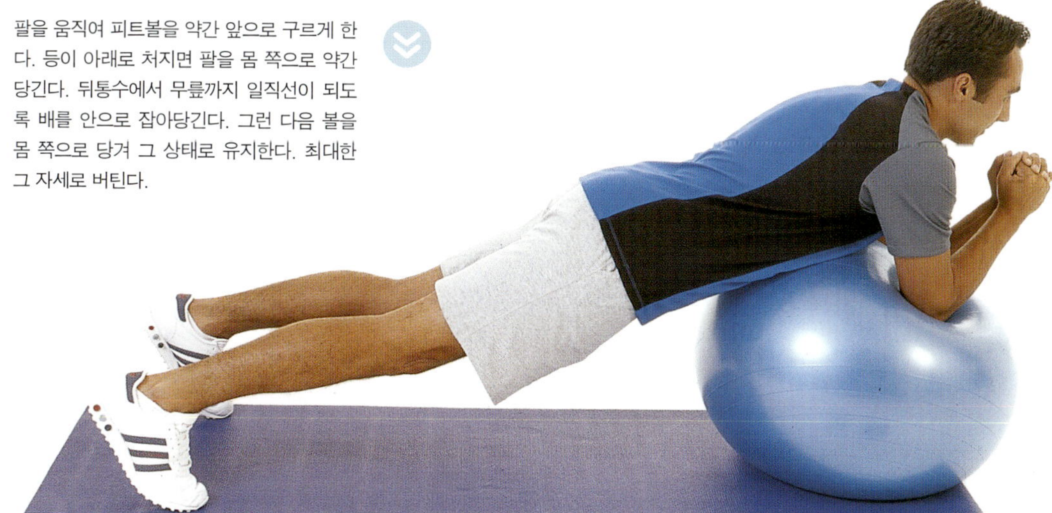

페달 밟기

회	세트
4	1-3

운동에 익숙한 사람들을 위한 강도 높은 복부운동이다.
복부 단련과 몸의 안정성을 길러준다. 한 번에 한 단계씩 익혀나간다.
한 단계가 힘겹지 않게 느껴질 때 다음 단계로 넘어간다.

피트볼을 벽에 붙인다. 팔꿈치를 피트볼 위에
올린 다음 두 손을 마주잡고 몸을 앞으로 숙
인다. 몸은 곧게 펴고 배는 척추를 향해 잡아
당긴다. 발 앞부분으로 균형을 잡는다.

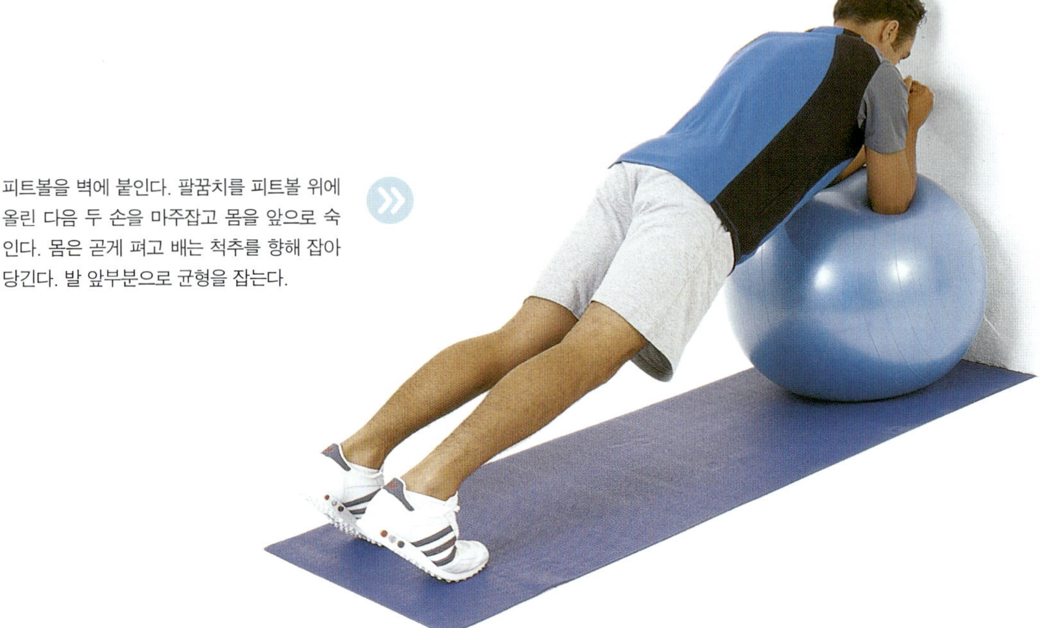

등 펴기 자세(26쪽 참조)로 숨을 내쉬면서
천천히 오른쪽 무릎을 피트볼에 갖다 댄다.
숨을 들이쉬면서 오른쪽 다리를 편다. 오른쪽
다리로 이 동작을 4번 반복하고, 왼쪽 다리로
똑같이 반복한다. 이것이 1세트이다.

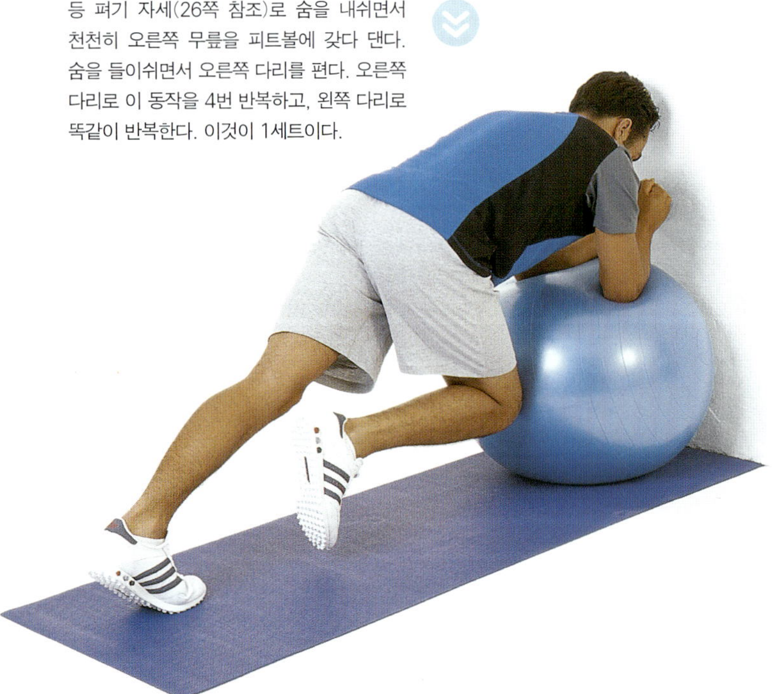

Tip ✹ 트레이너의 한마디

❶ 어깨가 올라가지 않도록 팔꿈치
  에 힘을 주어 몸이 아래로 내려
  가게 한다.

❷ 척추가 직선을 이루도록 배를 안
  으로 잡아당긴다.

벽 없이 페달 밟기

회	세트
4	1-2

페달 밟기의 강도를 높인 동작이다. 벽을 이용하지 않고 오로지 운동하는 사람의 힘과 균형감각만으로 실시한다.

시작하는 자세는 같지만 벽에 피트볼을 대지 않는다.

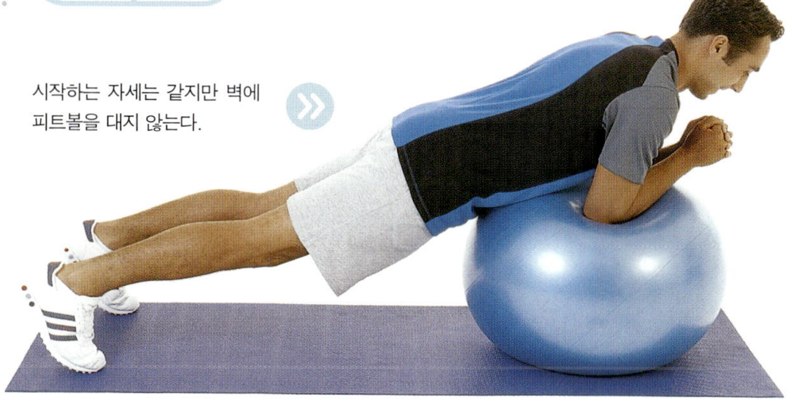

Tip ✱ 트레이너의 한마디

❶ 이 동작을 하는 동안 등을 곧게 편다.

❷ 등이 둥글게 굽지 않도록 한다. 어깨가 올라가거나 팔이 지나치게 펴지지 않도록 주의한다.

❸ 다리를 다시 뒤로 펼 때 너무 높이 들지 않는다. 몸의 선이 흐트러진다.

팔꿈치로 피트볼을 당기면서 무릎을 피트볼에 갖다 댄다. 이때 숨을 내쉰다.

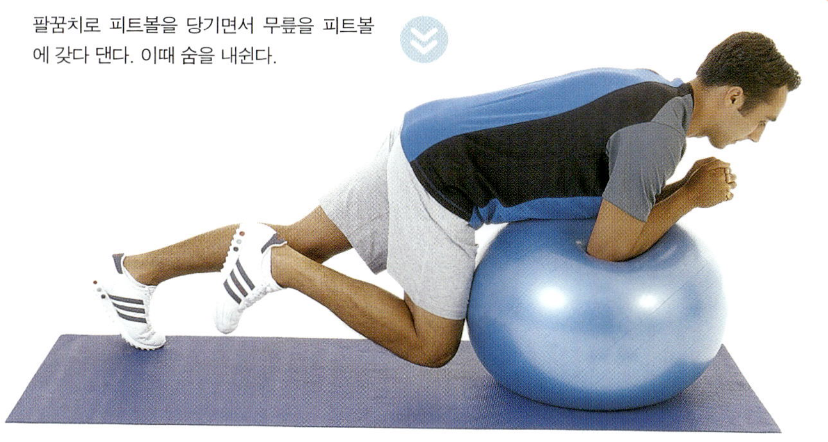

숨을 들이쉬면서 배를 안으로 잡아당기고 오른쪽 다리를 편다. 팔꿈치로 피트볼을 약간 밀어낸다. 오른쪽 다리로 이 동작을 4회 반복하고 왼쪽 다리로 똑같이 반복한다. 이것이 1세트이다.

4

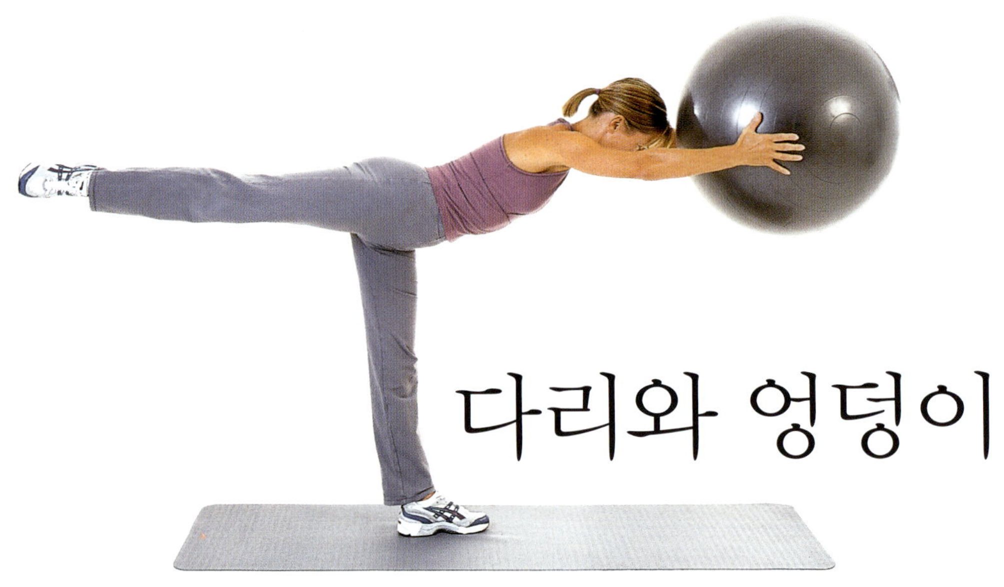

다리와 엉덩이

날씬한 다리와 탄력 있는 엉덩이를 만든다

강하고 미끈한 다리와 엉덩이는 그 자체만으로도 아름다울 뿐만 아니라 건강하고 균형 잡힌 몸매를 만드는 데에도 가장 중요한 요소이다. 여기서 소개하는 다리 운동은 누구나 만족할 것이다. 이 동작들은 모두 허벅지 뒤의 약한 근육을 단련하고 가꾸기 위해 특별히 고안된 것이다. 꾸준히 반복하다 보면 엉덩이와 다리를 아름답고 팽팽하게 가꿀 수 있다. 그러면서도 허벅지 근육을 지나치게 키우지 않고도 강인한 다리를 만들 수 있을 것이다.

그러기 위해서는 목표를 명확히 해야 한다. 단단하고 둥근 엉덩이를 만들고 싶다면 벽 기어오르기, 개구리, 다리 돌리기 같은 동작을 하라. 작고 귀여운 엉덩이를 만들고 싶다면 엘리베이터, 피트볼 끌기, 다리 벌리기,

시소 같은 강도가 낮은 운동을 자주 실시하라. 물론 유산소운동을 많이 하는 것이 중요하다.

셀룰라이트를 없애기 위해서는 운동과 병행해서 식사 조절을 해야 한다(20쪽 참조). 물은 하루에 최소 8잔 이상 마셔라. 피부는 브러시로 문질러야 혈액순환도 좋아지고 때도 말끔히 없어진다.

다리와 엉덩이 운동을 규칙적으로 실시하면 유연한 다리와 세련된 뒷모습을 가질 수 있다. 2장과 3장에서 소개한 동작을 병행하면 아름답고 강인한 몸을 유지할 수 있다.

자전거

회	세트
8-12	1-3

이 동작은 허벅지 뒤쪽 근육인 슬와근을 단련시켜준다.
밀고 당기는 동작을 통해 슬와근과 엉덩이가 함께 움직이게 하는 동작이다.
누구나 할 수 있는 동작이므로 적극적으로 해보자.

등을 바닥에 대고 누운 다음 오른쪽 다리를 피트볼 위에 올린다. 왼쪽 다리를 굽히고 발바닥을 피트볼에 댄다. 팔은 옆으로 내려놓고, 손바닥은 바닥을 향하게 한다.

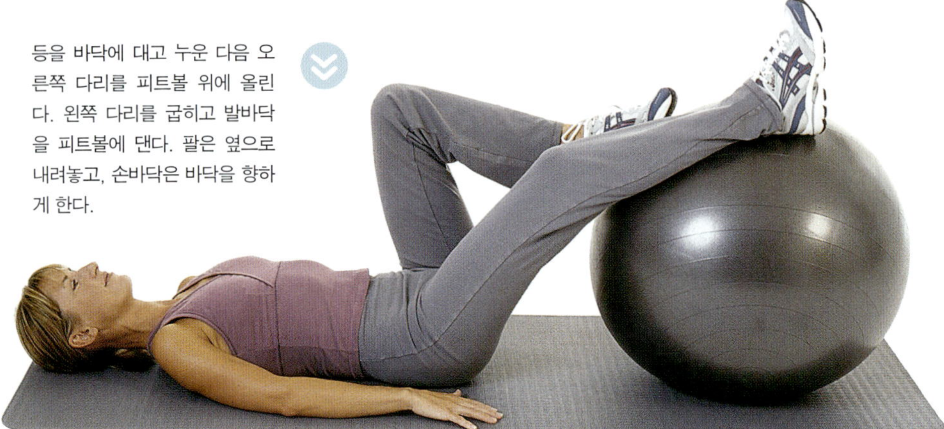

Tip ✸ 트레이너의 한마디

❶ 배를 안으로 당겨 등을 보호한다.

❷ 운동 강도를 높이려면 피트볼과 엉덩이 사이의 거리를 더 멀게 한다.

❸ 밀고 당기는 동작의 균형을 유지함으로써 피트볼을 움직이지 않게 한다.

❹ 이 동작을 하는 동안 엉덩이는 바닥에서 약간만 들어올린다.

배를 안으로 잡아당겨 몸통이 흔들리지 않게 한다. 왼쪽 발로 피트볼을 밀어내는 동시에 오른쪽 발뒤꿈치를 아래로 눌러 피트볼을 몸 쪽으로 당긴다. 그러면 피트볼이 그 자리에서 움직이지 않는다. 3초 정도 이렇게 양쪽 발의 균형을 유지하다가 양발의 힘을 뺀다. 한쪽 다리로 8~12회 반복하고, 다리를 바꾸어 똑같이 실시한다.

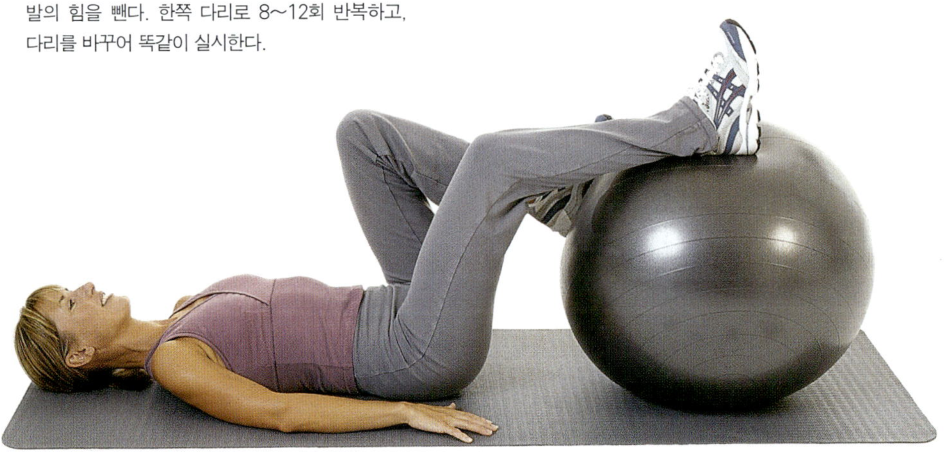

엘리베이터

회	세트
8-12	1-3

엉덩이와 허벅지 뒤쪽을 단련하는 데 이상적인 동작이다.
아울러 몸통의 안정성과 엉덩이의 유연성을 높여준다. 이 동작은
앞으로 배울 강도 높은 다리운동의 준비운동으로도 유용하다.

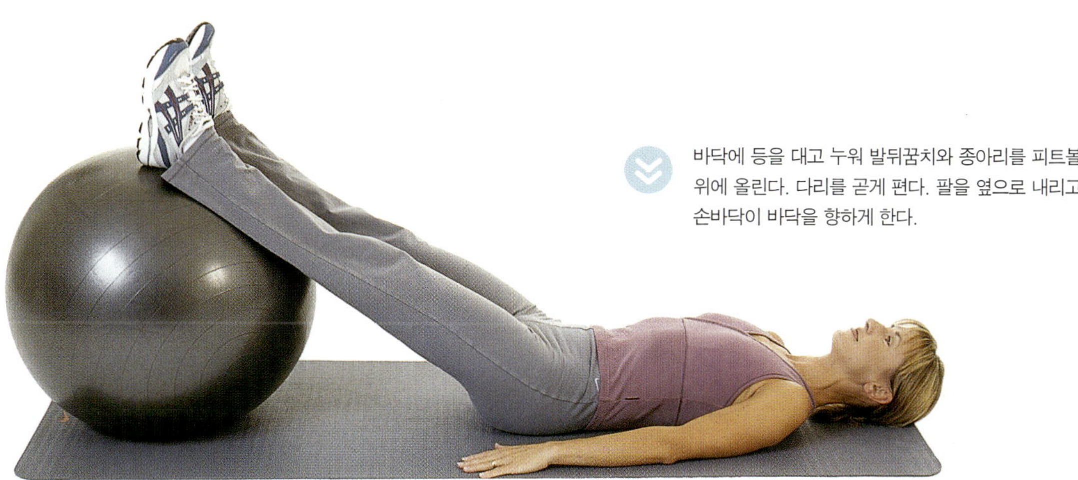

바닥에 등을 대고 누워 발뒤꿈치와 종아리를 피트볼 위에 올린다. 다리를 곧게 편다. 팔을 옆으로 내리고 손바닥이 바닥을 향하게 한다.

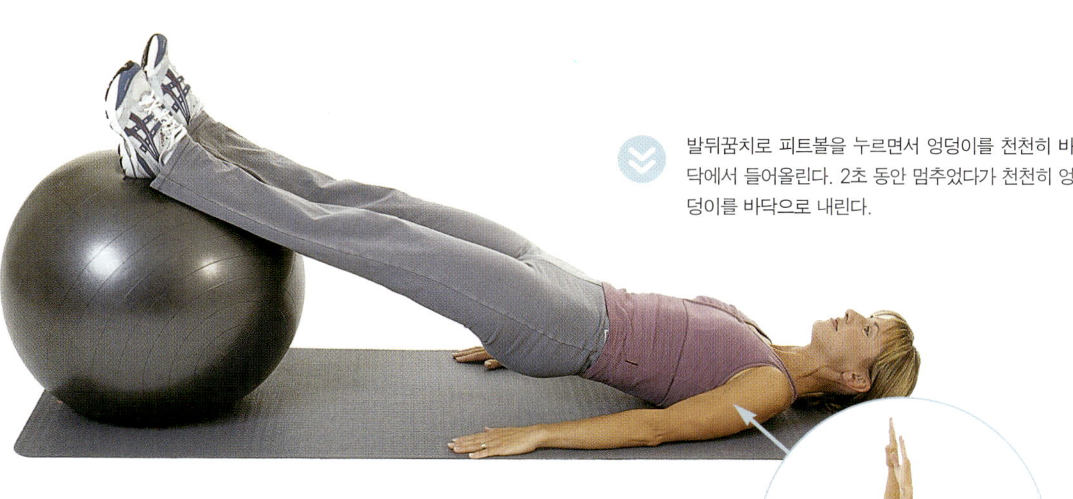

발뒤꿈치로 피트볼을 누르면서 엉덩이를 천천히 바닥에서 들어올린다. 2초 동안 멈추었다가 천천히 엉덩이를 바닥으로 내린다.

Tip ✱ 트레이너의 한마디

❶ 엉덩이를 바닥에서 들어올리는 동안 배는 안으로 당긴다.

❷ 등이 아니라 다리에 힘이 가해지도록 발뒤꿈치에 힘을 주어 몸을 아래로 내려가게 하는 모습을 상상한다.

❸ 피트볼을 구르거나 움직이지 않게 한다.

❹ 난이도를 낮추려면 피트볼을 엉덩이 쪽으로 당기면 된다.

대단한 도전!
위와 똑같은 동작을 하되 천장을 향해 팔을 들어올린다. 팔을 사용할 수 없기 때문에 균형감각을 키우는 데 매우 효과적인 동작이다.

피트볼 끌기

회	세트
8-12	1-3

하체와 몸통을 단련해준다.
엉덩이, 다리, 등, 골반 등을 목표로 하는 다목적 동작으로
이들 부위를 균형 있게 단련하여 힘을 키워준다.

Tip ✱ 트레이너의 한마디

❶ 피트볼을 너무 먼 곳에 두면 놓치게 되므로
주의한다.

❷ 엉덩이를 들어올릴 때 발뒤꿈치에 힘을 싣
는다. 그렇지 않으면 등이 구부정해진다.

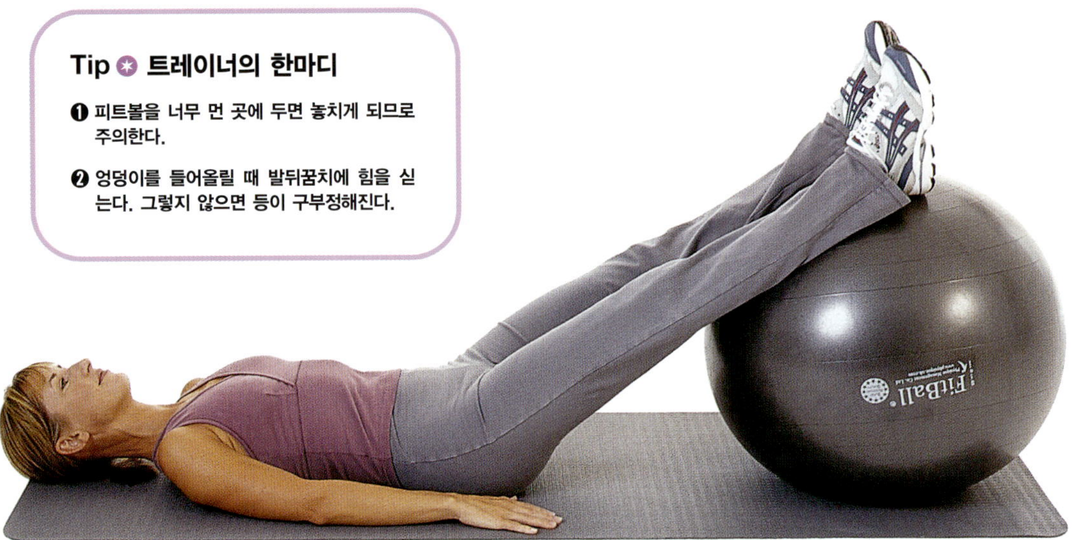

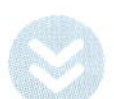 바닥에 누워 다리를 쭉 펴고 발뒤꿈치와 종아리가
피트볼 위에 놓이도록 한다. 팔은 옆으로 내려놓고
손바닥은 바닥을 향하게 한다. 목과 어깨의 긴장을
푼다.

엉덩이에 힘을 주고 배를 안으로 잡아당긴 다음 어
깨에서 다리까지 사선을 이룰 때까지 엉덩이를 들어
올린다.

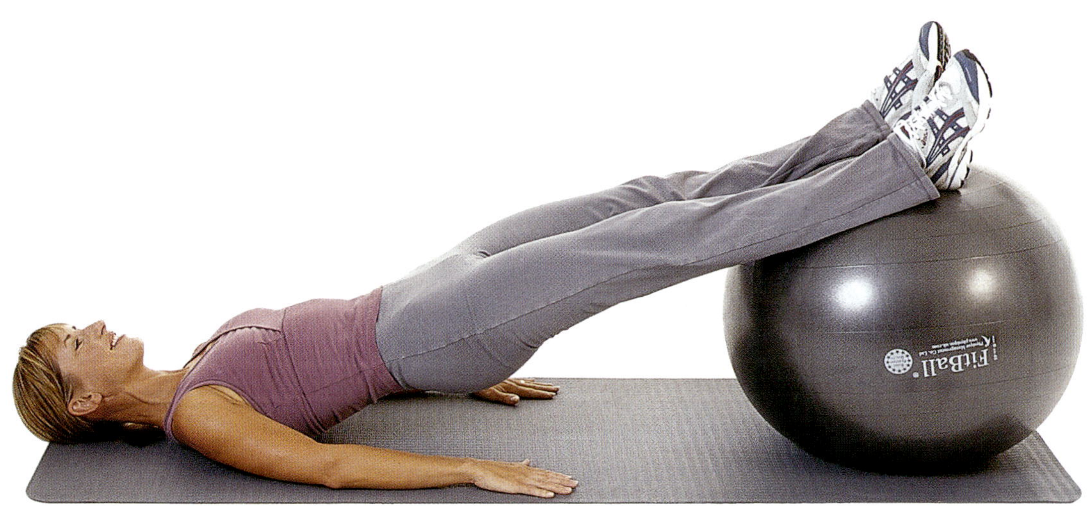

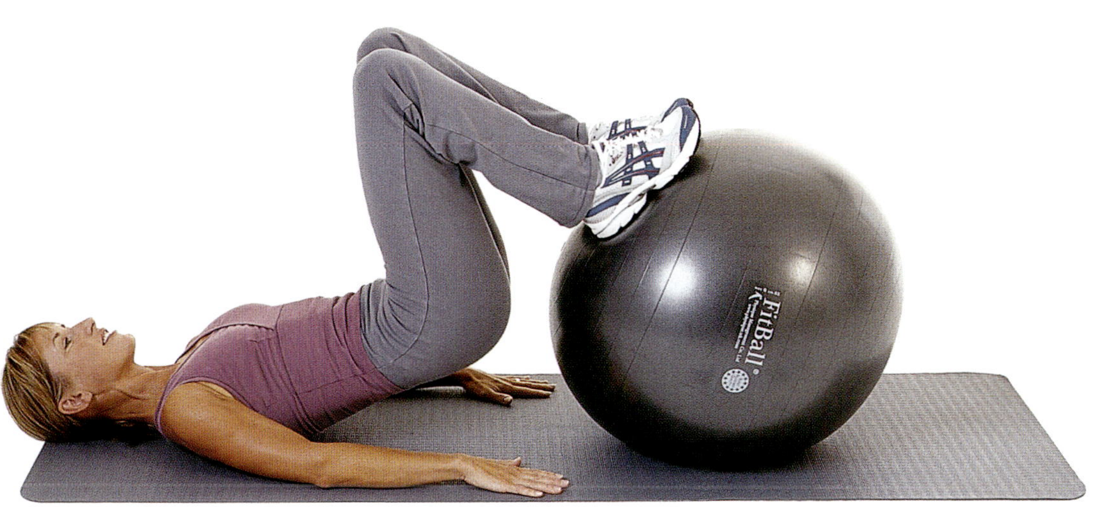

 발로 최대한 피트볼을 당긴다. 엉덩이는 들고 있어야 한다. 종아리부터 엉덩이까지의 근육이 움직이는 것이 느껴질 것이다.

 피트볼을 밀면서 천천히 다리를 편다. 이때 피트볼이 제멋대로 움직이지 않도록 한다. 그런 다음 엉덩이를 바닥에 내린다.

93

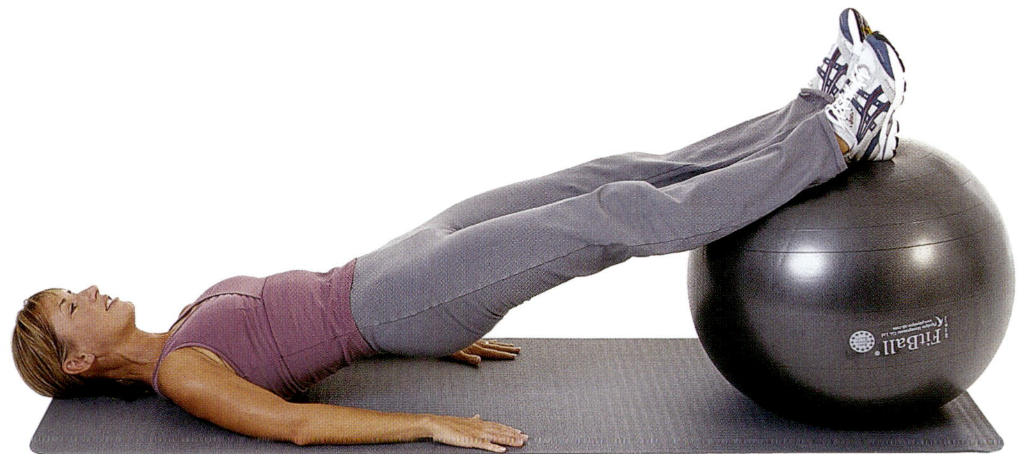

Tip ✱ 트레이너의 한마디

❶ 마치 철로 위에서 움직이는 것처럼 피트볼이 일직선으로 움직여야 한다.

❷ 어깨와 목에 불필요한 긴장이 쌓이지 않도록 이완시킨다.

한 다리로 피트볼 끌기

회	세트
8-12	1-2

피트볼 끌기(92~93쪽 참조)의 난이도를 좀더 높인 동작이다. 다리 뒤쪽에
초점을 맞춘 동작으로 피트볼 끌기를 12회씩 2세트를 실시할 수
있을 정도가 됐을 때 이 동작을 실시한다.

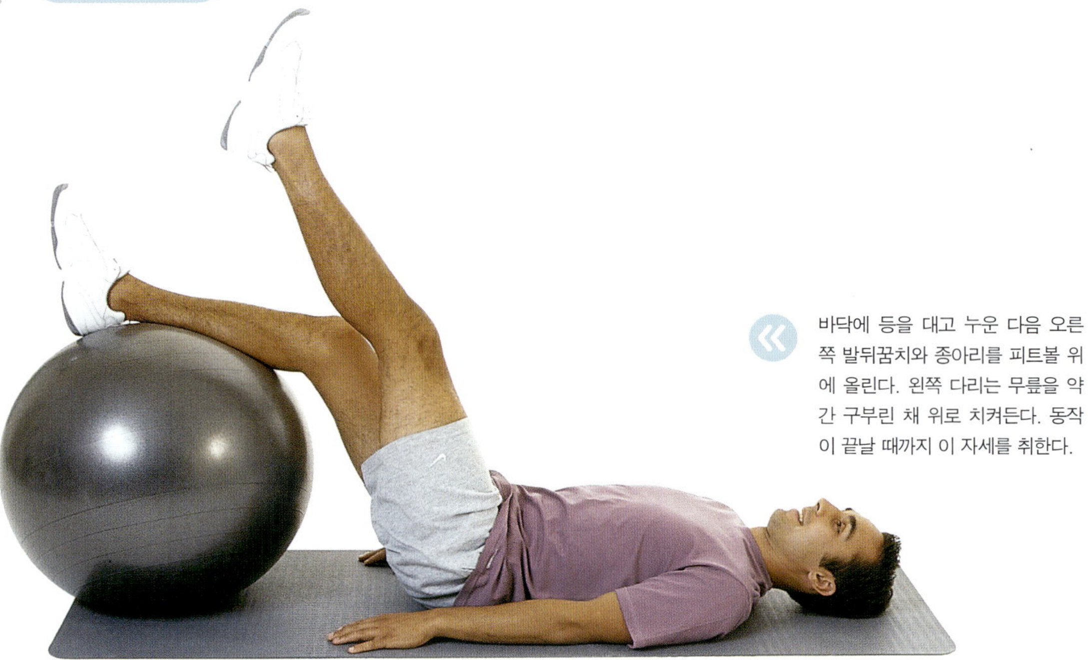

바닥에 등을 대고 누운 다음 오른
쪽 발뒤꿈치와 종아리를 피트볼 위
에 올린다. 왼쪽 다리는 무릎을 약
간 구부린 채 위로 치켜든다. 동작
이 끝날 때까지 이 자세를 취한다.

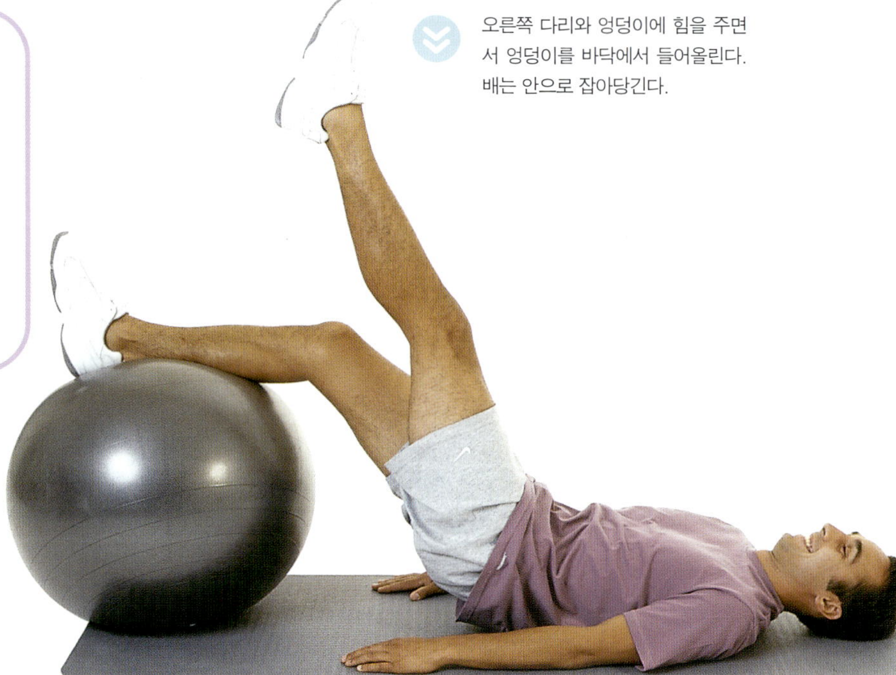

오른쪽 다리와 엉덩이에 힘을 주면
서 엉덩이를 바닥에서 들어올린다.
배는 안으로 잡아당긴다.

Tip ✳ 트레이너의 한마디

❶ 안정성을 유지하려면 들어올린 다
리가 앞뒤로 흔들리지 않게 한다.

❷ 엉덩이를 들어올리는 동안 등이
구부정해지지 않도록 오른쪽 발에
힘을 준다.

❸ 이 동작을 1세트 마친 후에 다리
를 쭉 펴준다.(128쪽 가위 스트레
칭 참조)

오른쪽 발뒤꿈치에 힘을 주면서 피트볼을 당긴다.
엉덩이를 들어올린 상태를 유지한다. 오른쪽 다리
뒷부분의 근육들이 움직이는 것을 느낄 수 있다.

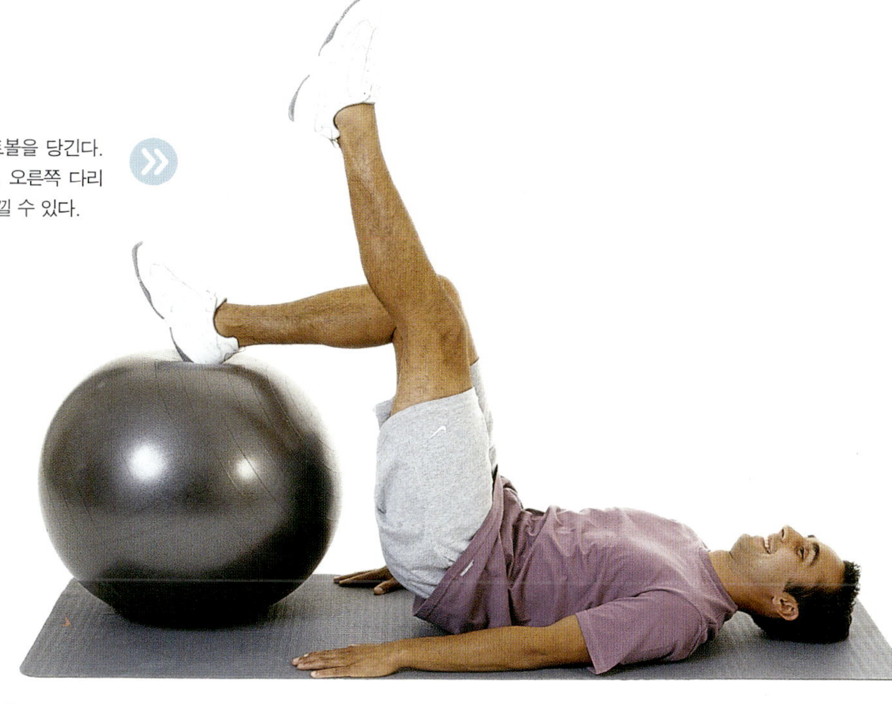

오른쪽 발뒤꿈치에 힘을 주면
서 오른쪽 다리를 쭉 펴고 엉
덩이를 바닥에 내려 시작자세
로 돌아간다. 필요한 횟수만큼
이 동작을 반복한 뒤 왼쪽 다
리로 바꿔 똑같이 실시한다.

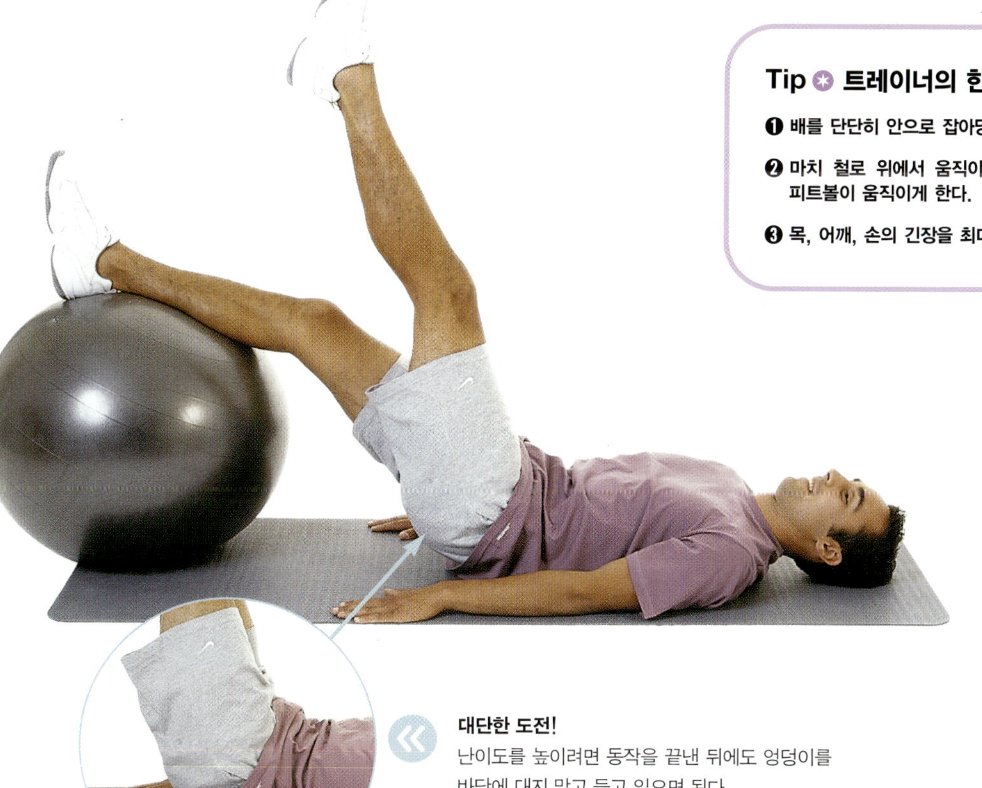

Tip ✱ 트레이너의 한마디

❶ 배를 단단히 안으로 잡아당긴다.

❷ 마치 철로 위에서 움직이는 것처럼 일직선으로
피트볼이 움직이게 한다.

❸ 목, 어깨, 손의 긴장을 최대한 푼다.

대단한 도전!
난이도를 높이려면 동작을 끝낸 뒤에도 엉덩이를
바닥에 대지 말고 들고 있으면 된다.

개구리

회	세트
8-12	1-3

피트볼 끌기(92~93쪽 참조)를 변형시킨 동작이다.
슬와근과 종아리 근육을 자극하며, 엉덩이 근육도 단련시킨다.
또한 허벅지 안쪽을 단련시키며 균형감각을 키워준다.
단, 좌골신경통이 있으면 이 동작을 하지 말아야 한다.

바닥에 등을 대고 누운 다음 발뒤꿈치와 종아리를
피트볼 위에 올린다. 손은 옆으로 내리고 손바닥
은 바닥을 향하게 한다.

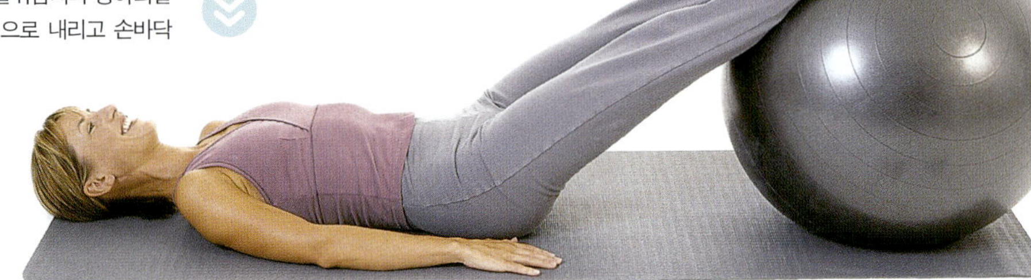

엉덩이와 발에 힘을 주면서 엉덩이를 서서히 들어
올린다.

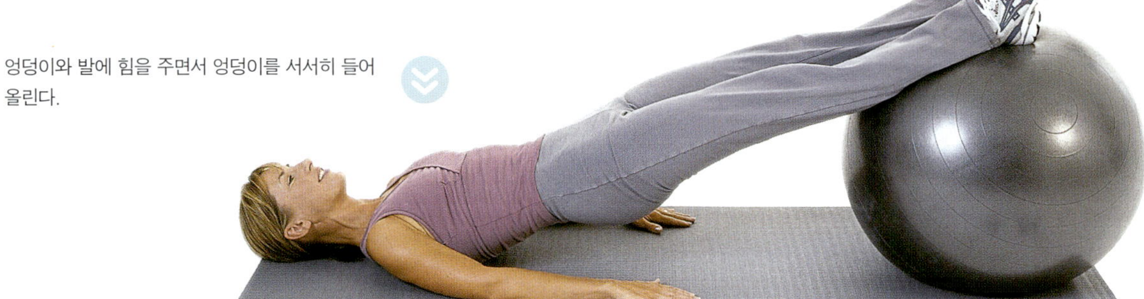

피트볼을 최대한 끌어당긴 후 1초 동안 유지한다.

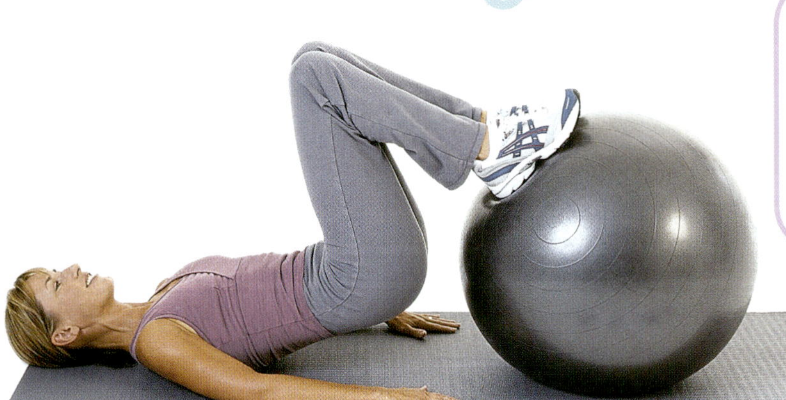

Tip ✹ 트레이너의 한마디

❶ 등이 흔들리지 않게 배를 안으로 잡아당긴다.

❷ 엉덩이 아래쪽부터 밀어올리면 등이 구부정
해질 수 있으므로 주의한다.

❸ 주의! 좌골 신경통이 있다면 이 동작을 하지
않는다.

이제 엉덩이의 양 옆에 힘을 주면서 무릎을 바깥쪽
으로 벌린다. 개구리를 상상하면 된다.

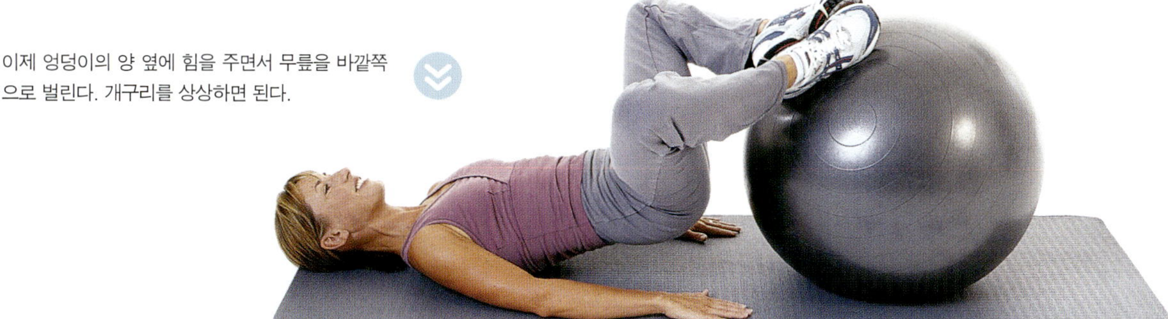

엉덩이와 허벅지 안쪽에 힘을 주면서 무릎을 다시
붙인다. 발로 피트볼을 밀면서 다리를 곧게 편다.

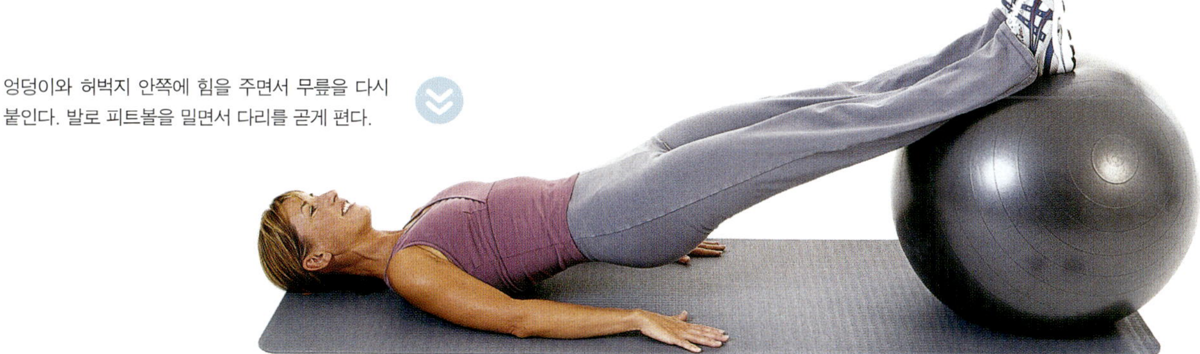

Tip ✱ 트레이너의 한마디

❶ 무릎과 발끝을 밖으로 벌릴 때 엉덩이에 힘을 주
　는 것을 잊지 말라.

❷ 균형감각을 키우기 위해 배를 안으로 잡아당긴다.

❸ 동작은 느리고 절도 있게 취한다. 자세가 좋아야
　성공할 수 있다.

엉덩이를 수축시키고 들어올린다. 다리는 서로 평
행이 되게 편다. 발뒤꿈치를 붙이고 골반이 어느
한쪽으로도 기울지 않게 한 다음 발끝을 양쪽으로
벌린다.

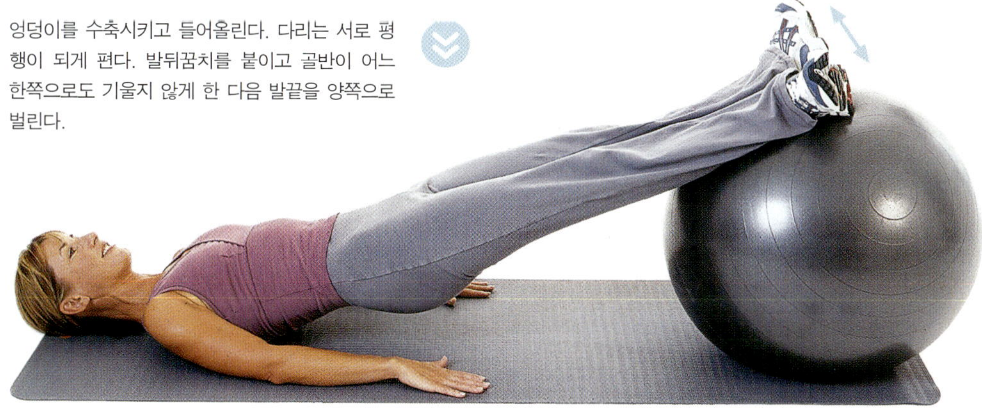

벽 기어오르기

회	세트
8-12	1-3

다리, 엉덩이, 등 아래쪽에 효과적인 동작이다. 벽 기어오르기는 피트볼로 등을 지탱하면서 엉덩이와 허벅지 근육을 열심히 움직일 수 있기 때문에 강도가 높은 운동이다.

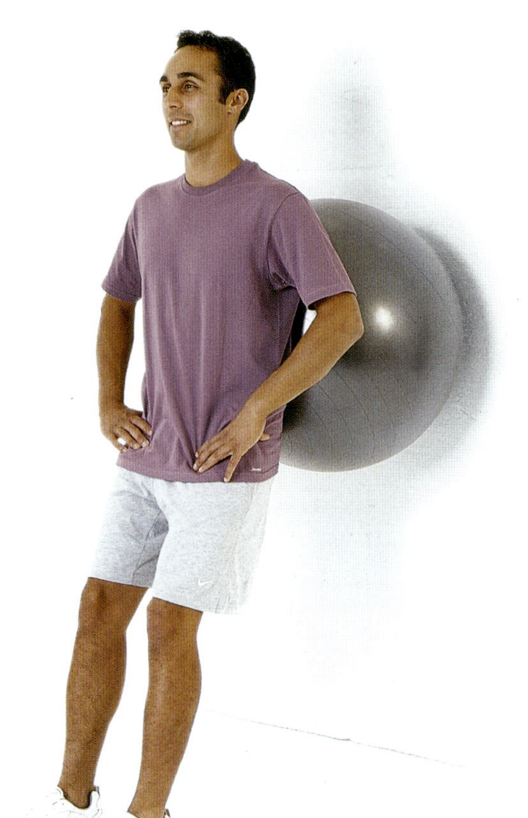

등에 피트볼을 대고 벽에 기대선다. 허리 아래에 손을 얹어 균형을 잡고 등을 곧게 편다. 배는 안으로 잡아당긴다. 발은 어깨 너비로 벌린다. 무릎은 약간 구부려 발목과 일직선상에 오게 한다.

허벅지가 바닥과 평행이 되게 천천히 몸을 낮춘다. 그런 다음 시작자세로 천천히 올라온다. 운동효과를 최대한 끌어올릴 수 있도록 허벅지 근육에 집중한다.

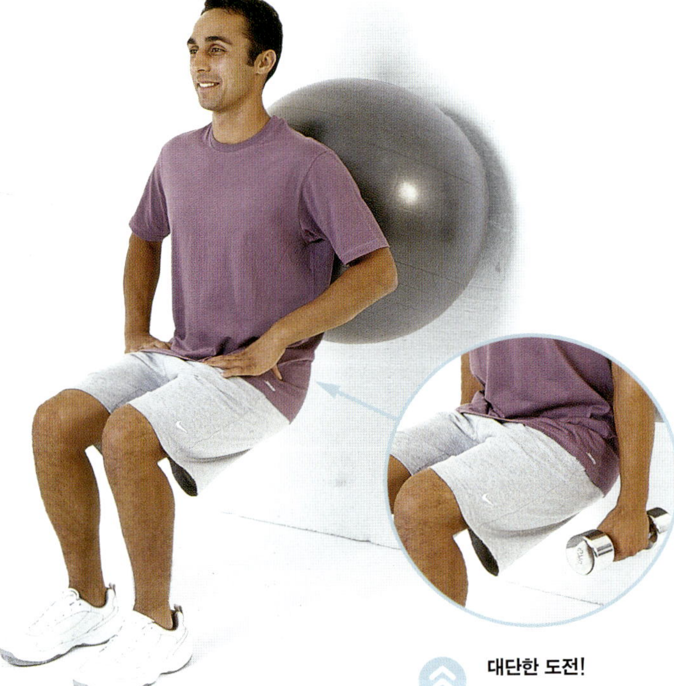

대단한 도전!
운동의 강도를 높이고 싶으면 덤벨을 들고 이 동작을 반복한다.

Tip ✱ 트레이너의 한마디

❶ 운동강도를 낮추고 싶으면 허벅지와 바닥이 45도 각도를 이루게 한다.

❷ 주의! 무릎 관절에 과도한 긴장을 줄 수 있으므로 엉덩이가 무릎 아래로 내려가지 않도록 한다.

멈췄다가 벽 기어오르기

회	세트
1	1

벽 기어오르기의 강도를 높인 것으로
다리 힘을 강화시켜준다.

시작자세는 벽 기어오르기와 같다. 단, 손을 허벅
지에 올린다. 허벅지와 바닥이 평행이 될 때까지
천천히 아래로 내려간다. 그 자세로 최대한 버티고
천천히 시작자세로 돌아온다.

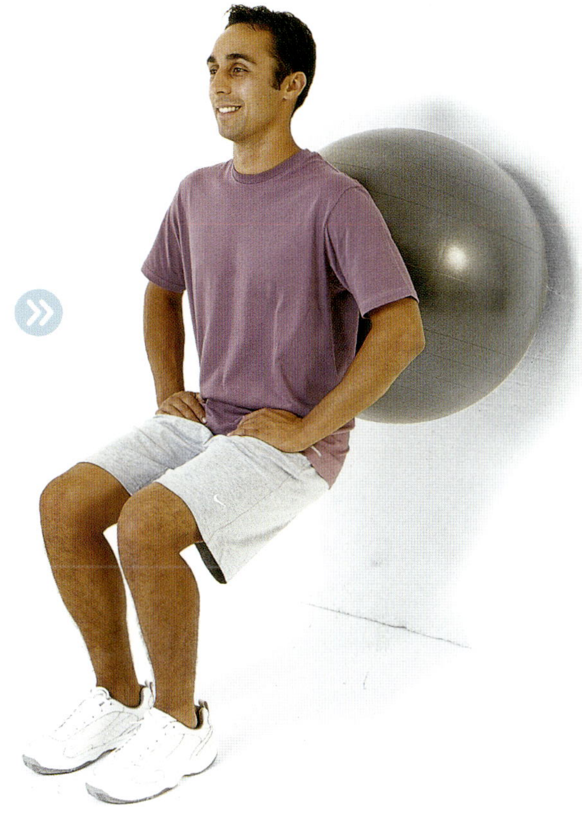

한 다리로 벽 기어오르기

회	세트
8-12	1-2

벽 기어오르기가 더 이상 힘들게
느껴지지 않을 때 실시한다.
다리 힘도 키워주지만 균형감각과
근육들의 협조능력도 향상시켜준다.

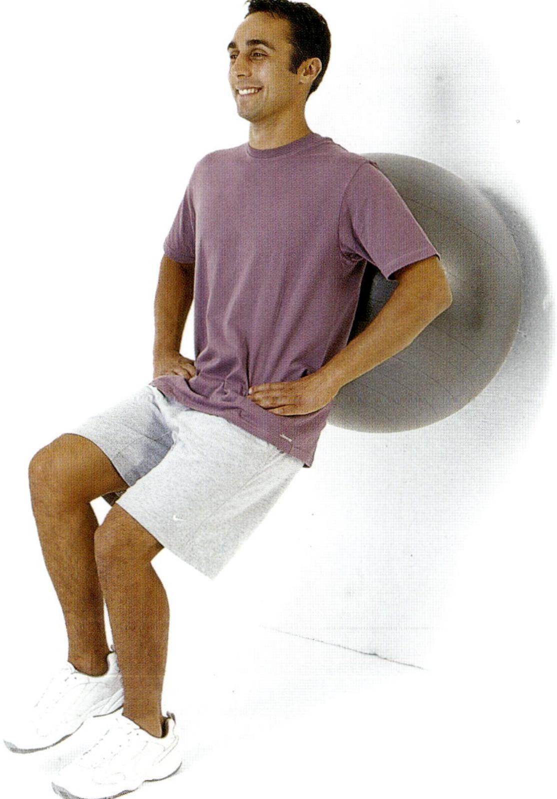

시작자세는 벽 기어오르기와 같다. 오른쪽 다리를 바닥에서
들어올린다. 이때 오른쪽 다리의 무릎을 구부려 허벅지와 바
닥이 평행이 되게 한다. 그런 다음 왼쪽 다리도 구부려 반쯤
쭈그린 자세를 취한다. 이때 왼쪽 다리의 복사뼈와 무릎이 일
직선이 되도록 한다. 시작자세로 돌아간다. 각각의 다리로 필
요한 횟수만큼 동작을 반복한다. 이것이 1세트이다.

Tip ✹ 트레이너의 한마디

왼쪽 엉덩이에 힘을 줘서 왼쪽 무릎에 무리가 가지
않게 한다.

다리 들기

회	세트
8-12	1-3

허벅지 바깥쪽과 엉덩이 근육 단련에 매우 효과적인 동작이다.
다리를 들어올릴 때 몸을 단단하게 지탱하는 핵심 근육이 단련된다.
동시에 허벅지 바깥쪽과 엉덩이 근육도 단련된다.

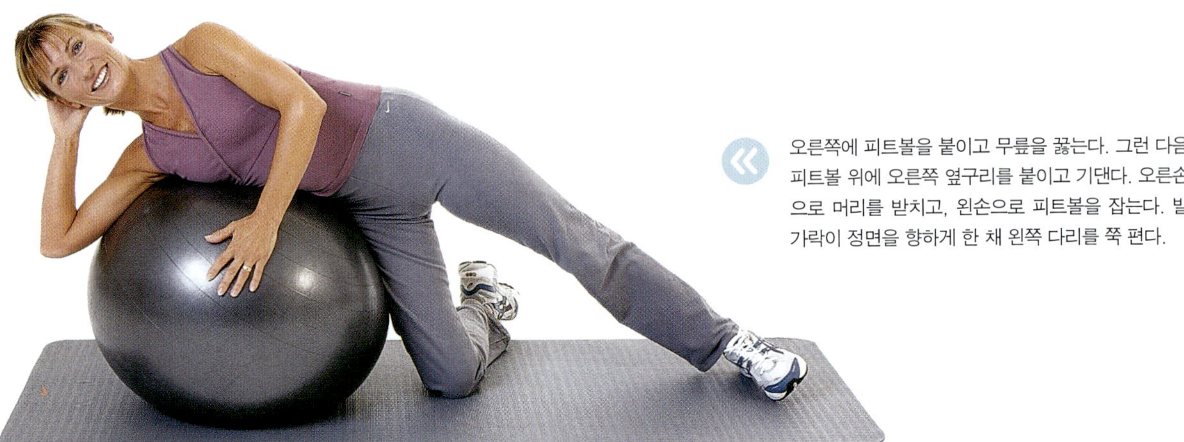

≪ 오른쪽에 피트볼을 붙이고 무릎을 꿇는다. 그런 다음 피트볼 위에 오른쪽 옆구리를 붙이고 기댄다. 오른손으로 머리를 받치고, 왼손으로 피트볼을 잡는다. 발가락이 정면을 향하게 한 채 왼쪽 다리를 쭉 편다.

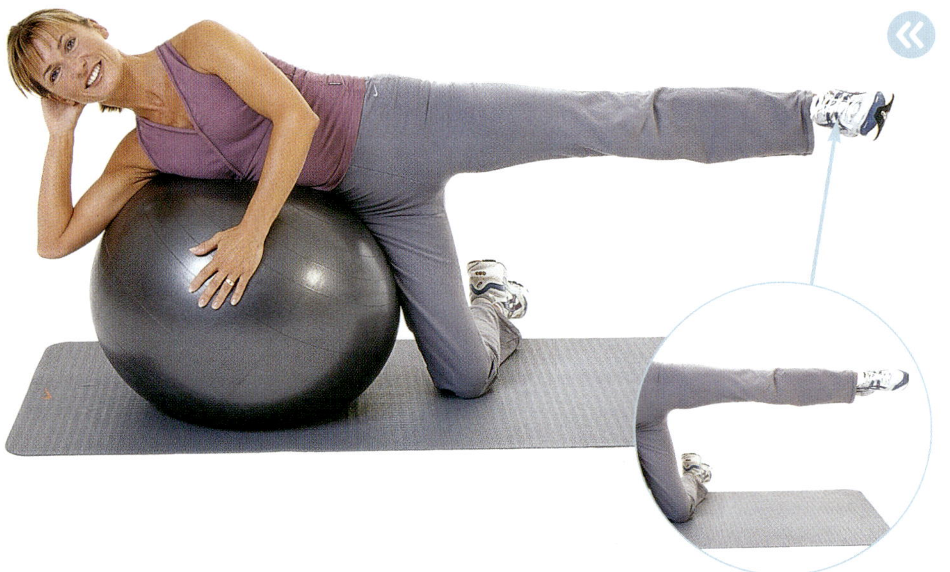

≪ 왼쪽 다리를 천천히 들어올린다. 이때 엉덩이보다 높아서는 안 된다. 그런 다음 천천히 시작자세로 돌아간다. 필요한 횟수만큼 반복한 뒤에 반대쪽 다리로 바꿔 똑같이 실시한다.

Tip ✹ 트레이너의 한마디

❶ 체중이 엉덩이에 실리지 않도록 한다. 그렇지 않으면 쉽게 피곤해진다.

❷ 배를 안으로 잡아당긴다. 그렇지 않으면 몸의 다른 부위도 자세를 잡지 못할 것이다.

⌃ 대단한 도전!
위의 동작을 마친 후 다리를 내리지 말고 들어올린 상태에서 발가락을 쭉 펴고 다리로 작은 원을 8회 그린다. 처음에는 시계방향으로, 그 다음에는 시계 반대방향으로 원을 그리고 다리를 쭉 펴주었다가 내린다.

다리 돌리기

회	세트
8-12	1-2

다리 들기의 난이도를 높인 동작이다. 허벅지를 단련하고 엉덩이를 아름답게 가꿀 수 있다. 어려운 동작이기 때문에 100퍼센트 효과를 얻고 싶다면 정확하게 동작을 구사해야 한다. 따라서 동작을 하면서 몸의 위치에 주의해야 한다.

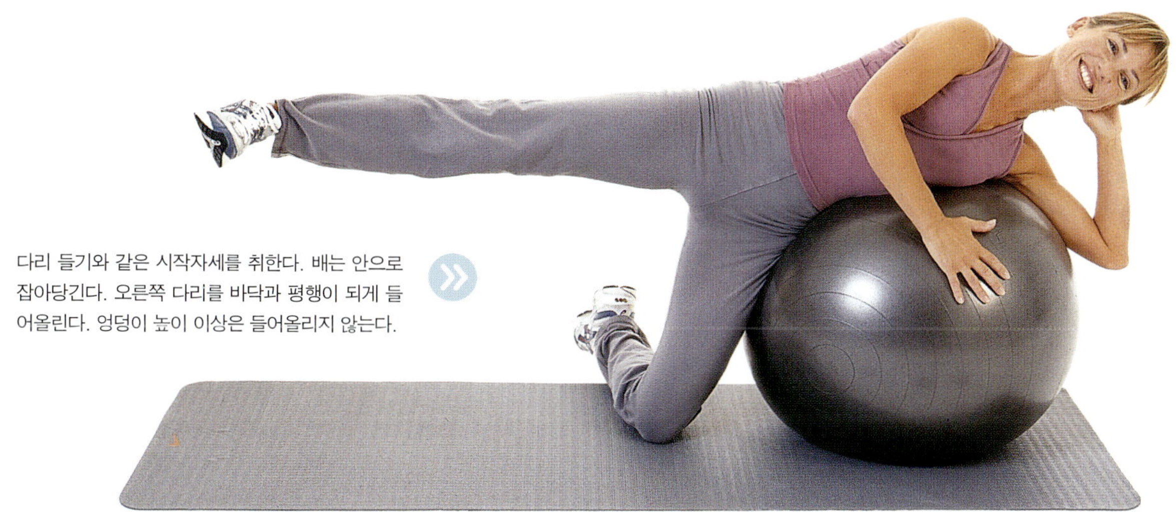

다리 들기와 같은 시작자세를 취한다. 배는 안으로 잡아당긴다. 오른쪽 다리를 바닥과 평행이 되게 들어올린다. 엉덩이 높이 이상은 들어올리지 않는다.

엉덩이에 힘을 주어서 움직이지 않게 하고 다리를 몸 뒤쪽 방향으로 돌린다. 그런 다음 몸 앞쪽으로 다리를 돌린다. 시작자세로 돌아온다. 각각의 다리에 필요한 횟수만큼 실시한다.

> ### Tip ✱ 트레이너의 한마디
> ❶ 들어올린 다리를 약간 구부려 관절에 무리가 가지 않게 한다.
> ❷ 다리를 돌리는 동안 엉덩이가 움직이지 않게 한다.
> ❸ 배를 안으로 잡아당긴다.

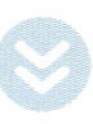

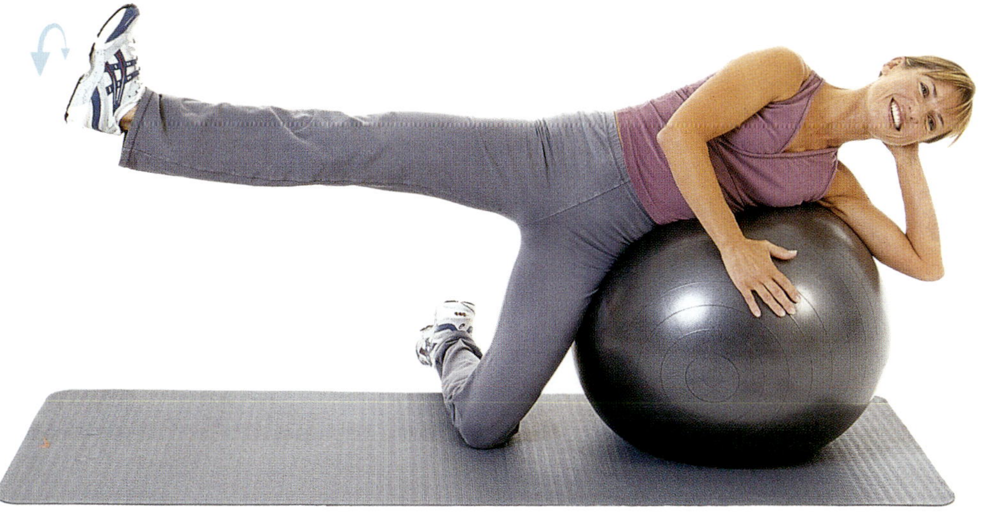

허벅지 가꾸기

회	세트
8-12	1-3

허벅지 안쪽 근육과 엉덩이 근육을 움직이는 어려운 동작이다.
허벅지 안쪽 근육은 다른 근육에 비해 상대적으로 잘 사용하지 않는 근육이다.
그 때문에 효과적으로 단련하기도 상당히 어렵다. 무릎을 구부리고 꾸준히
횟수를 늘려가면 허벅지 안쪽 단련에 좋은 효과를 볼 수 있다.

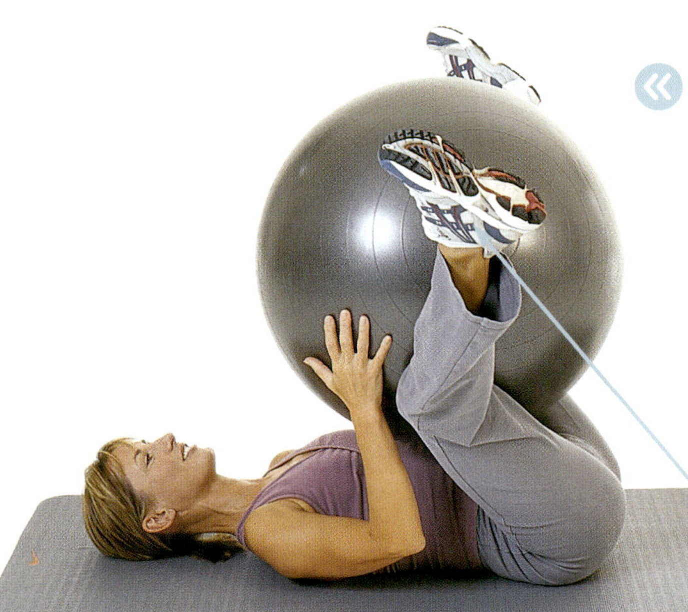

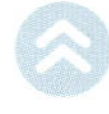

바닥에 누운 채 무릎을 구부리고 그 사이에 피트볼을
끼운 다음 다리를 들어올린다. 피트볼이 빠지지 않도록
손으로 잡아도 된다. 허벅지 안쪽과 무릎으로 피트볼을
부드럽게 누른다. 1초 동안 멈추었다가 원래 자세로 돌
아온다. 자신이 할 수 있는 만큼 되풀이하다가 쉽게 느
껴지면 점차 횟수를 늘려간다.

대단한 도전!
난이도를 높이려면 피트볼을 발목과 종아
리 사이에 끼우고 운동하면 된다.

Tip ✱ 트레이너의 한마디

❶ 등이 구부정해지지 않도록 배를 안으로 잡아당긴다.

❷ 이 동작이 쉽게 느껴지면 몇 초 동안 다리를 든 채
버틴다.

❸ '대단한 도전'을 할 때에는 무릎을 약간 구부린다.

풀무질하기

회	세트
8-12	1-3

허벅지 안쪽을 아름답게 가꾸어주는 쉬운 동작이다. 허벅지 안쪽은 군살이
붙기 쉽고 약하기 때문에 단련하기가 참 어려운 부위이다. 그래서 다른 근육에
비해 관심을 끌지도 못했다. 하지만 이 운동을 하면 허벅지 안쪽 근육이
움직이는 것이 느껴질 것이다. 피트볼의 바람을 약간 빼고 실시한다.

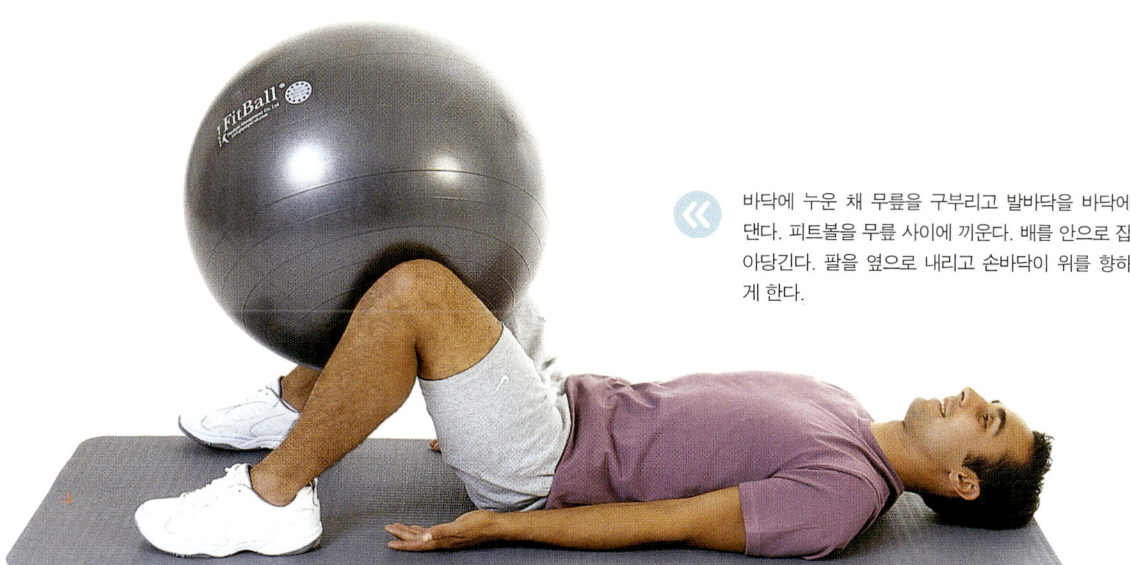

바닥에 누운 채 무릎을 구부리고 발바닥을 바닥에
댄다. 피트볼을 무릎 사이에 끼운다. 배를 안으로 잡
아당긴다. 팔을 옆으로 내리고 손바닥이 위를 향하
게 한다.

Tip ✱ 트레이너의 한마디

❶ 피트볼을 누르는 동안 배를 안으로 잡아당겨 등이
구부정해지지 않게 한다.

❷ 피트볼을 누르는 속도를 조절하여 운동강도를 조
절한다. 최대효과를 얻고 싶다면 피트볼을 누르는
시간을 늘린다.

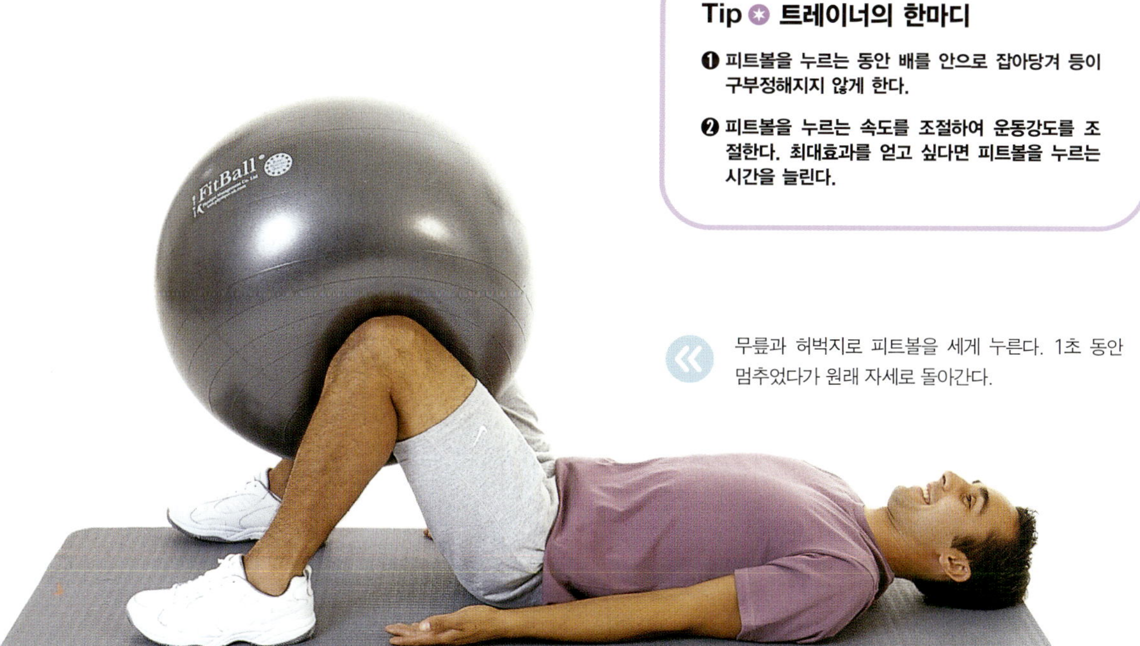

무릎과 허벅지로 피트볼을 세게 누른다. 1초 동안
멈추었다가 원래 자세로 돌아간다.

다리 하나 들기

회	세트
4-8	1-2

굼뜬 중앙신경시스템을 깨우는 동작이다. 균형감각과 자기자극에 대한 반응능력을 개선하는 데 효과적이다. 자기자극에 대한 반응능력은 근육을 수축시키는 능력을 말하는데, 자세와 균형을 유지해준다. 이 동작은 상당한 집중력이 필요하며, 근육들이 서로 조화를 이루면서 움직이게 만들어준다. 꾸준히 연습하면 잘 넘어지지 않게 될 뿐만 아니라, 예상치 않은 위험에 재빨리 대처할 수 있게 된다.

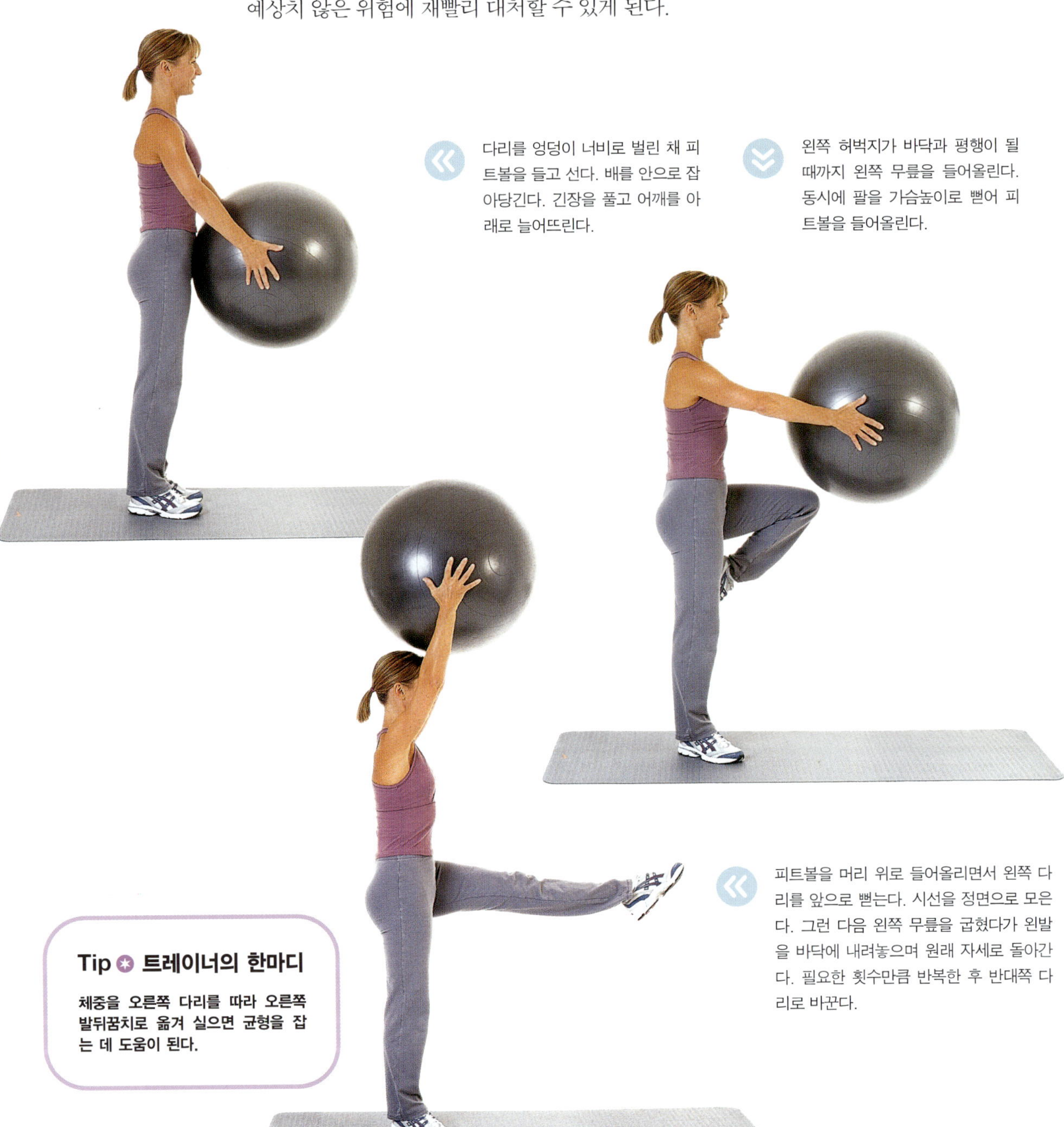

다리를 엉덩이 너비로 벌린 채 피트볼을 들고 선다. 배를 안으로 잡아당긴다. 긴장을 풀고 어깨를 아래로 늘어뜨린다.

왼쪽 허벅지가 바닥과 평행이 될 때까지 왼쪽 무릎을 들어올린다. 동시에 팔을 가슴높이로 뻗어 피트볼을 들어올린다.

피트볼을 머리 위로 들어올리면서 왼쪽 다리를 앞으로 뻗는다. 시선을 정면으로 모은다. 그런 다음 왼쪽 무릎을 굽혔다가 왼발을 바닥에 내려놓으며 원래 자세로 돌아간다. 필요한 횟수만큼 반복한 후 반대쪽 다리로 바꾼다.

Tip ✱ 트레이너의 한마디

체중을 오른쪽 다리를 따라 오른쪽 발뒤꿈치로 옮겨 실으면 균형을 잡는 데 도움이 된다.

시소

회	세트
4-8	1-2

어렵지만 아주 효과적인 동작이다. 피트볼을 이용해 상체가 흔들리지 않도록 연습하면 등 아래쪽, 복부, 엉덩이, 허벅지의 힘을 키울 수 있다.
시소 동작은 균형감각, 근육들 간의 조화, 자극에 대한 반응속도 등을 향상시켜 예상치 않은 위험에 재빨리 대응할 수 있게 해준다.

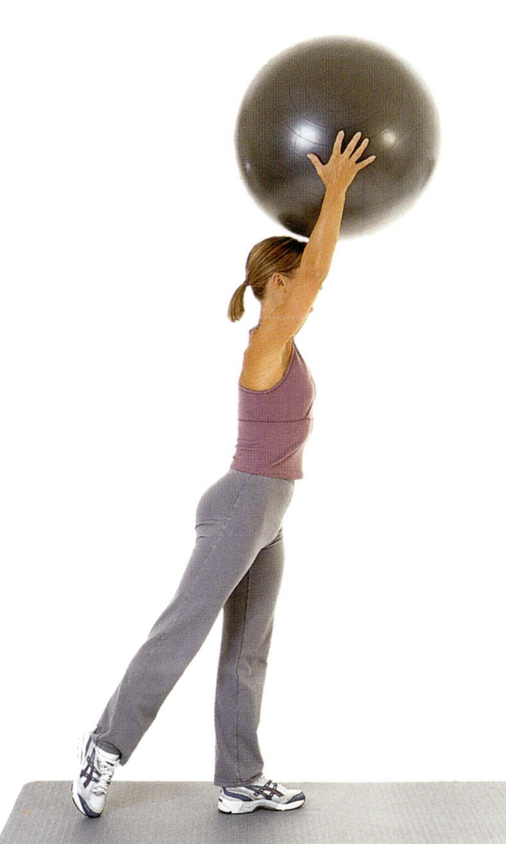

오른쪽 다리를 뒤로 뻗어 바닥에 가볍게 발끝을 댄다. 피트볼은 머리 위로 든다. 상체를 쭉 펴고 배를 안으로 잡아당긴 다음 시선은 앞을 향한다.

천천히 오른쪽 다리를 들어올려 뒤로 쭉 편다. 동시에 팔을 밖으로 뻗으며 상체를 숙인다. 피트볼에서부터 발끝까지 일직선이 되게 해서 바닥과 평행을 이루게 한다. 평행을 만드는 자세가 어려우면 몸이 비스듬한 사선을 이루게 하면 된다. 자신이 시소라고 상상하면서 발끝에서 피트볼까지 일직선이 되게 하는 것이 요령이다. 필요한 횟수만큼 반복한 후 다른 발로 바꾼다.

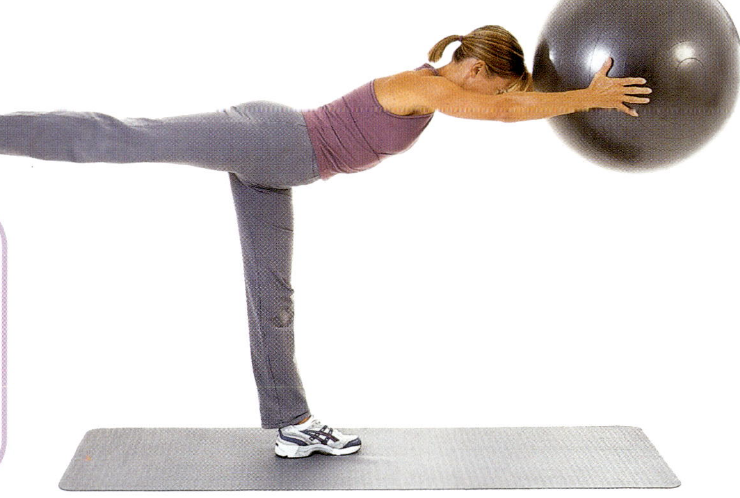

Tip ✱ 트레이너의 한마디

❶ 팔·다리가 같은 높이가 되게 한다.

❷ 팔·다리를 양쪽으로 펼치므로 균형 잡기가 쉽다.

❸ 몸이 흔들리는 것이 정상이다. 그러나 연습을 하면 점점 나아진다.

벽 따라 피트볼 굴리기

회	세트
8-12	1-3

무릎과 엉덩이 근육의 강화, 허벅지 뒤쪽 근육인 슬와근의 스트레칭,
운동영역 확장에 뛰어난 동작이다. 특히 무릎이나 엉덩이가 약한 사람, 나이 든 사람에게
이상적인 동작이다.

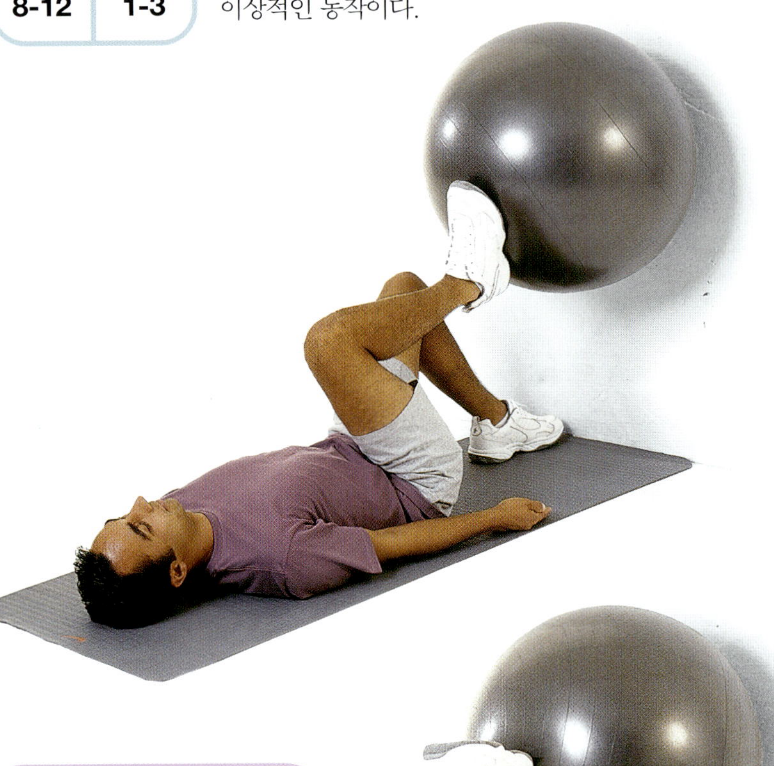

무릎을 굽히고 바닥에 눕는다. 피트볼을 벽에 대고 오른발을 그 위에 얹는다. 왼발은 바닥에 댄 채 팔은 손바닥이 위로 향하게 해서 편안히 옆에 내려놓는다.

천천히 오른쪽 다리를 뻗으면서 벽을 따라 피트볼을 굴린다. 오른쪽 다리를 낮춰 처음 자세로 돌아온다. 필요한 횟수만큼 반복한 후 다른 발로 바꾼다.

Tip ✱ 트레이너의 한마디

❶ 목과 어깨의 긴장을 푼다.

❷ 등이 구부정해지지 않도록 배를 안으로 잡아당긴다.

❸ 느리고 절도 있게 움직여야 효과가 좋다.

대단한 도전!
이 동작의 난이도를 높인 것으로 효과도 두 배이다. 두 발을 피트볼 위에 얹고 똑같은 동작을 취하면 된다.

무릎 들기

회	세트
8-12	1-3

상체와 다리를 잇는 근육과 복근을 움직여주는 동작이다. 또한 허벅지 단련에도 좋다. 피트볼운동은 나이 든 사람도 쉽게 해낼 수 있을 뿐 아니라 균형감각을 키워주고, 근육들이 서로 조화를 이루면서 움직이게 해준다. 기본동작이 어렵지 않게 느껴지면 '대단한 도전'을 시도해볼 것을 권한다.

피트볼 위에 똑바로 앉는다. 무릎은 발뒤꿈치 위쪽에 오게 한다. 앞쪽에 시선을 두고 손을 허리 아래로 올린다. 배를 안으로 잡아당기고 엉덩이 근육에 힘을 주어 균형을 잡는다.

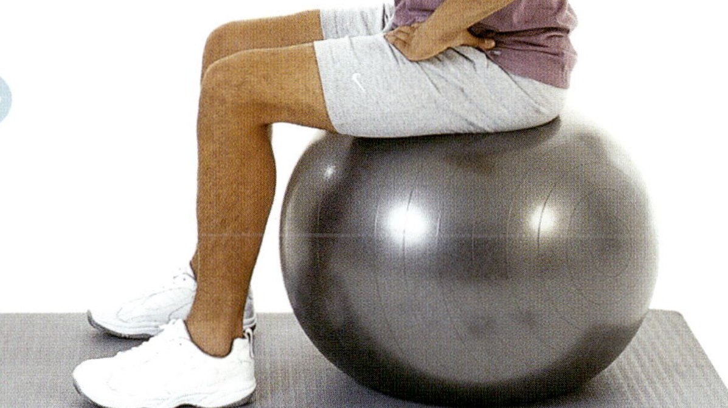

Tip ✳ 트레이너의 한마디

❶ 이 동작은 단순해 보인다. 그러나 피트볼 위에서 균형을 잡으며 이 동작을 제대로 취하려면 정신을 집중해야 한다. 머리끝을 잡아당겨 상체가 쭉 펴지는 모습을 상상하라.

❷ 균형을 잡기 위해 복근을 활용하라.

왼쪽 무릎을 들어올리고 3초 동안 멈추었다가 다리를 내리면서 원래 자세로 돌아온다. 오른쪽 다리로 똑같이 실시한다.

대단한 도전!
난이도를 높인 동작으로 허벅지 앞을 단련해준다. 이번에는 한쪽 다리를 앞으로 뻗어준다. 이때 다리 높이는 엉덩이 높이와 같아야 한다.

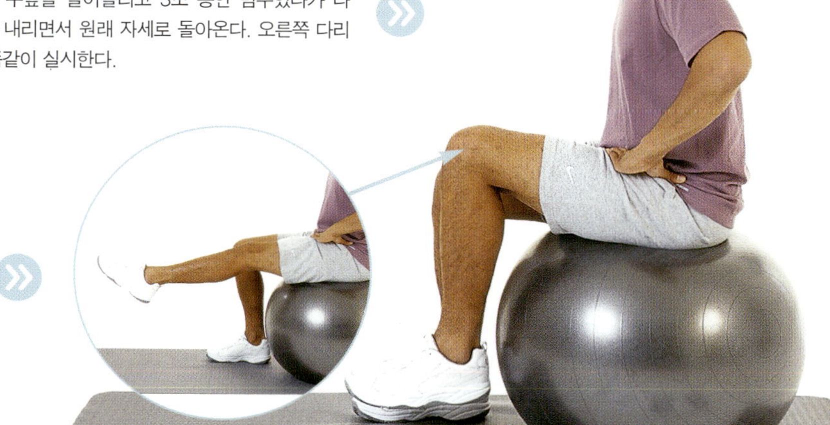

다리 벌리기

회	세트
8-12	1-3

다리를 단련하는 동작으로 난이도가 높다.
등 위쪽의 근육과 복근을 움직여주고 팔도 함께 가꿀 수 있다.
최선의 결과를 얻기 위해서는 이 동작을 제대로 습득해야 한다.
따라서 절도 있게 천천히 동작을 취하는 것이 중요하다.

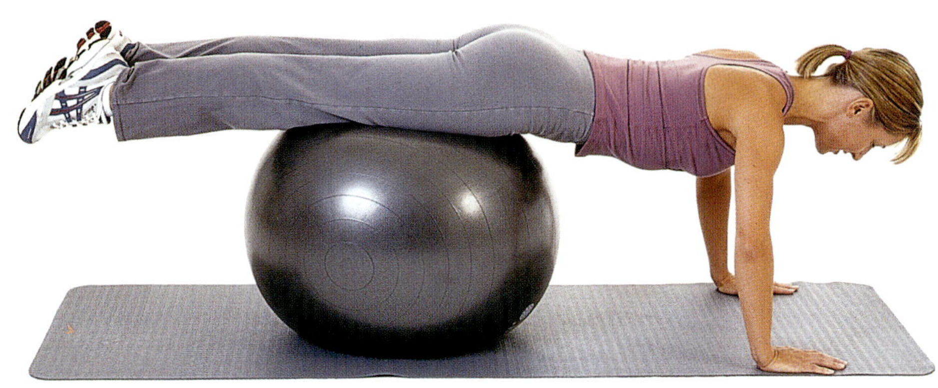

바퀴 굴리기 자세(42쪽 참조)로 시작한다. 피트볼 위에서 두 손으로 바닥을 짚고 다리를 쭉 뻗어 몸을 일자로 만든다. 배를 안으로 잡아당겨 등이 흔들리지 않게 한다.

왼쪽 허벅지 아래로 피트볼을 천천히 이동시킨다. 그런 다음 오른쪽 다리를 위로 뻗고 팔꿈치를 약간 굽힌다. 바닥을 계속 바라보되 머리가 어깨와 직선을 이룬 채 흐트러지지 않게 한다. 절도 있게 오른쪽 다리를 피트볼 위로 내리면서 원래 자세로 돌아간다. 반대쪽도 똑같이 실시한다.

Tip ✱ 트레이너의 한마디

❶ 다리를 너무 높이 들어올리지 않는다. 그렇지 않으면 등이 구부정해진다.

❷ 주의! 들어올린 왼쪽 다리를 쳐다보지 말라. 목이 뻣뻣해진다.

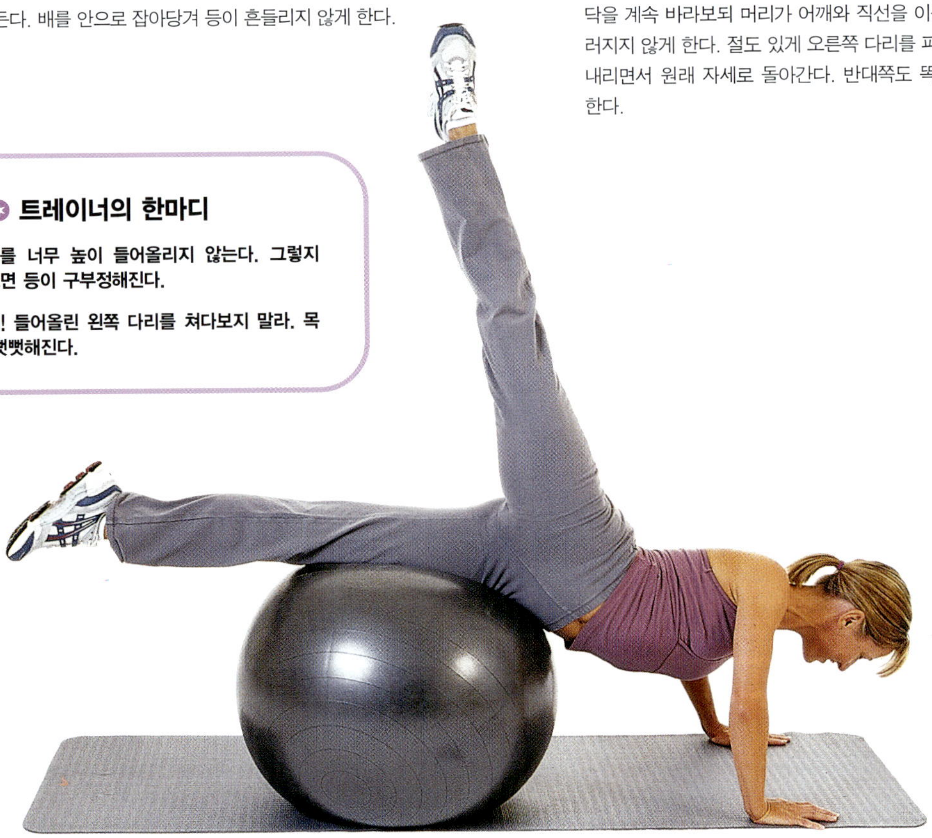

발뒤꿈치 올리기

회	세트
8-12	1-3

모든 사람들에게 적절한 간단한 동작이다. 발목을 강화시켜 유연성을 높여준다.
발목에 부상을 입을 위험이 높은 축구선수에게도 좋다.
또한 발목이 약해 잘 넘어지는
노인들에게도 권할 만하다.
종아리 근육 단련에도 효과가 뛰어나다.

배를 안으로 당기고 피트볼 위에 똑바로 앉는다.
어깨를 펴서 긴장을 이완시킨다. 손은 허리 아래에
얹는다. 무릎은 발뒤꿈치 위쪽에 오게 한다.

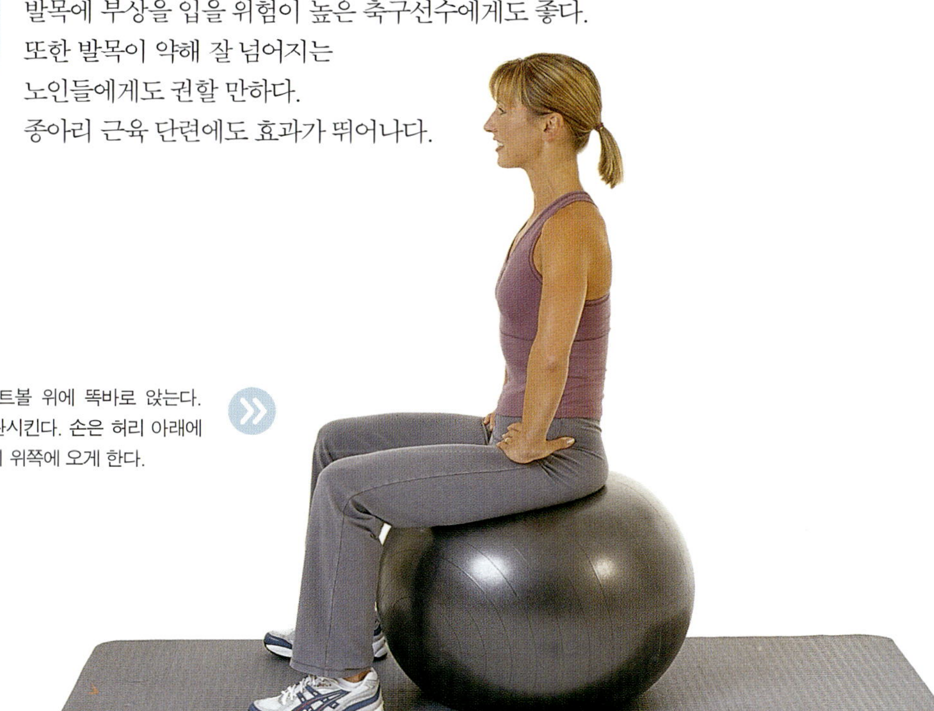

Tip ⊛ 트레이너의 한마디

❶ 효과를 높이고 싶으면 속도를 내
서 발뒤꿈치로 가볍게 바닥을 톡
톡 치면서 이 운동을 한다.

❷ 발뒤꿈치를 들어올리는 대신 발
가락을 들어올리면 정강이 앞쪽
을 단련할 수 있다.

천천히 발뒤꿈치를 바닥에서 들
어올린다. 1초 동안 멈추었다가
다시 바닥에 발뒤꿈치를 붙인다.

대단한 도전!
허벅지 위에 덤벨을 올린다.

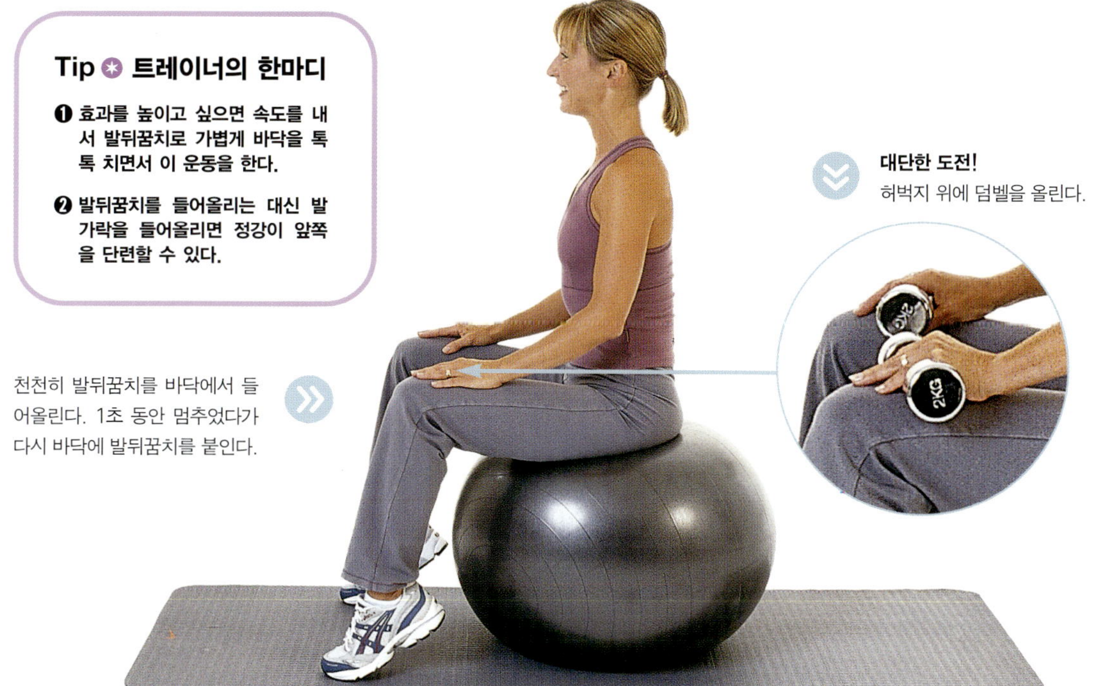

넓적다리를 날씬하게 만들기

회	세트
8-12	1-3

여러 가지로 몸에 좋은 동작이다. 다리를 강하게 단련해줄 뿐 아니라
아래쪽 복근도 강화시켜준다. 이 동작을 하는 동안 배와 등 근육이 몸의 균형을
잡기 위해 열심히 움직이기 때문에 넓적다리 군살이 빠지면서
유선형의 아름다운 몸매로 바뀐다.

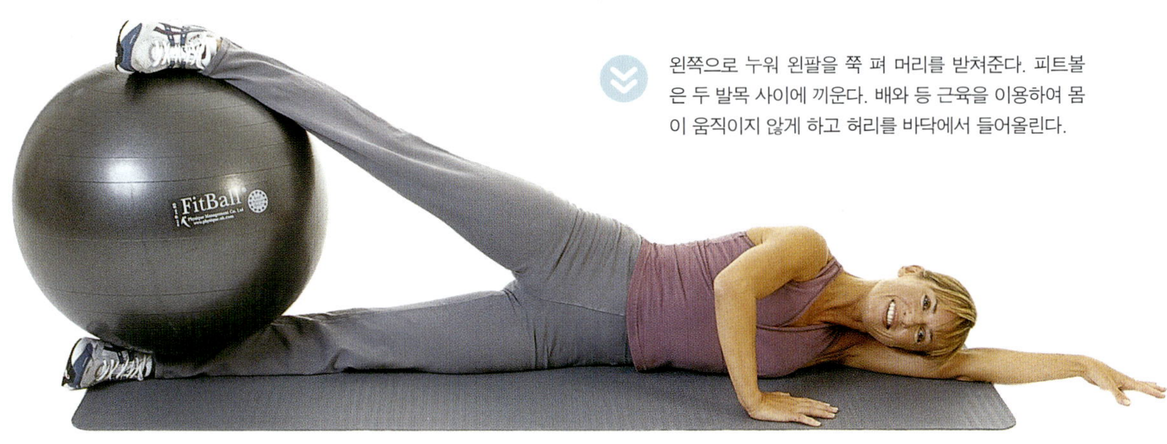

왼쪽으로 누워 왼팔을 쭉 펴 머리를 받쳐준다. 피트볼은 두 발목 사이에 끼운다. 배와 등 근육을 이용하여 몸이 움직이지 않게 하고 허리를 바닥에서 들어올린다.

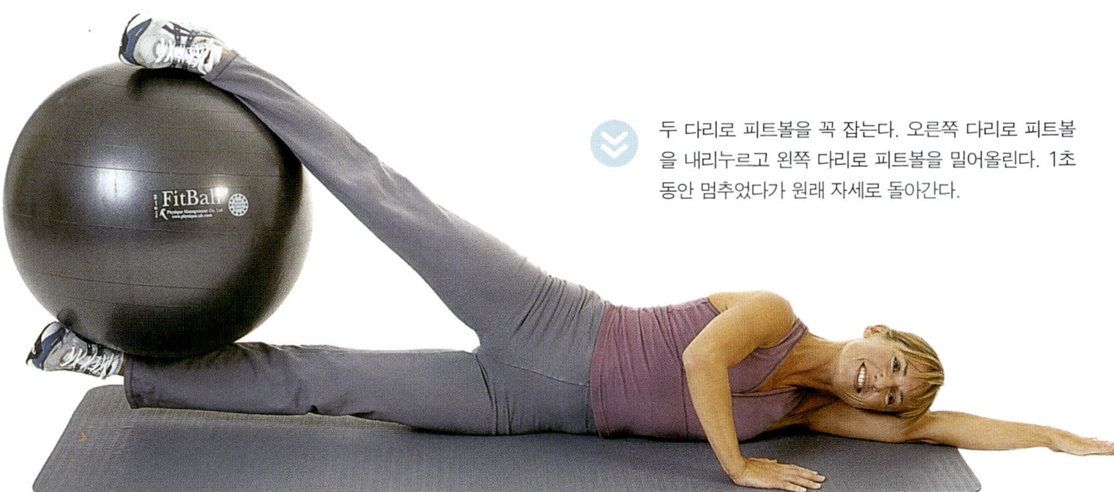

두 다리로 피트볼을 꼭 잡는다. 오른쪽 다리로 피트볼을 내리누르고 왼쪽 다리로 피트볼을 밀어올린다. 1초 동안 멈추었다가 원래 자세로 돌아간다.

Tip ✱ 트레이너의 한마디

❶ 배를 안으로 잡아당긴다.

❷ 목이 불편하면 팔과 머리에 푹신한 것을 댄다.

❸ 어깨의 긴장을 푼다.

❹ 허리가 바닥에 닿지 않게 한다.

피트볼 돌리기

회	세트
8-12	1-3

근육들이 서로 조화를 이루며 움직이게 만드는 동작이다. 자세를 정확하게 취하는 동시에 절도 있게 움직여야 한다. 이 동작을 마스터하면 엉덩이의 유연성이 좋아지고, 허벅지 근육, 엉덩이 근육, 복근이 단련된다.

바닥에 누워 무릎을 구부린 다음 두 다리를 천장을 향해 든다. 피트볼을 발 사이에 끼운다. 피트볼을 떨어뜨리지 않도록 두 발에 가볍게 힘을 준다.

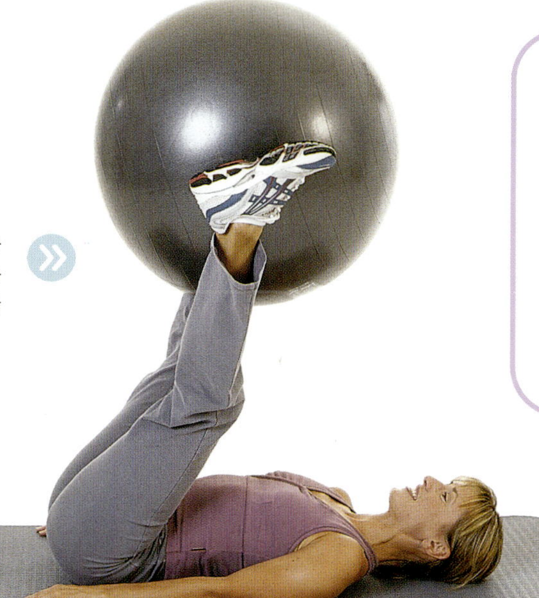

Tip ✹ 트레이너의 한마디

❶ 배를 안으로 잡아당기고 등을 바닥에 밀착시켜서 허리가 구부정하게 휘지 않도록 한다.

❷ 5~6회 실시하다가 점차 횟수를 늘린다.

❸ 균형 잡힌 움직임이 중요하다. 한쪽 다리가 다른 쪽 다리보다 더 빨리 움직이면 피트볼을 떨어뜨리게 된다.

두 다리로 천천히 피트볼을 돌린다. 오른발을 위쪽으로, 왼발은 아래쪽에서 움직여 두 다리가 서로 반대방향으로 엇갈리게 한다. 그런 다음 반대 방향으로 다리를 움직여 오른발을 아래쪽으로, 왼발을 위쪽으로 움직인다.

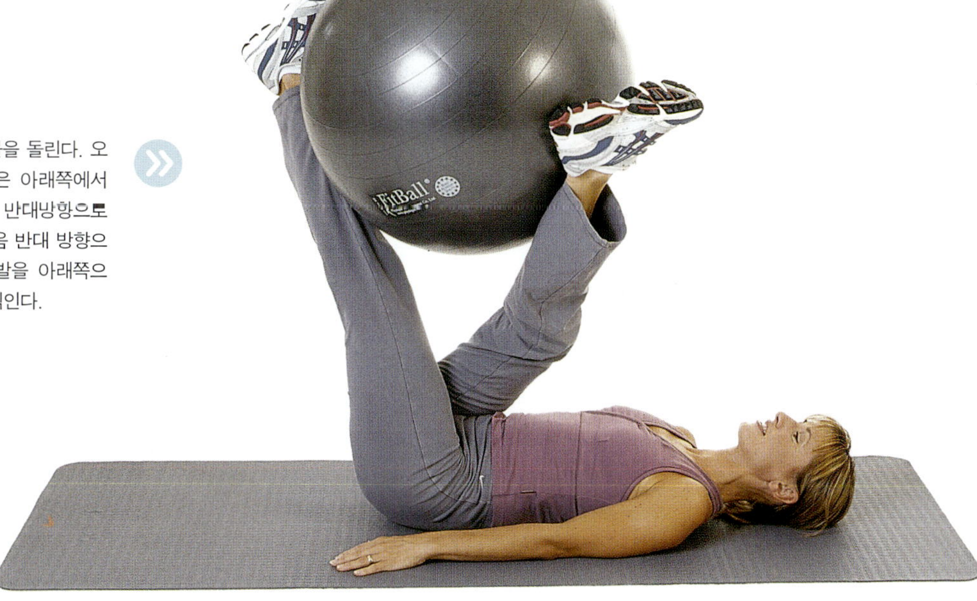

5

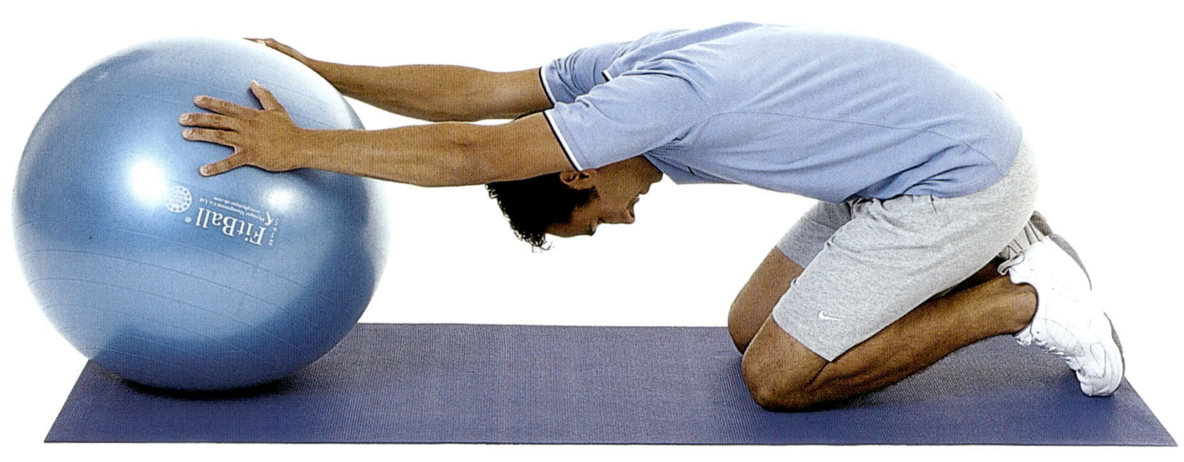

기분 좋은 쿨다운 스트레칭

활동적인 사람은 완전한 삶을 영위한다. 그들은 더 건강하게, 더 행복하게 살아간다. 현대인들은 주로 앉아서 일하기 때문에 건강상 많은 문제점이 발생하였다. 이런 현대인들의 라이프스타일은 활동적인 삶과 거리가 멀다. 이를 극복하기 위해서는 우리 몸의 유연성을 길러야 한다. 그래서 현대인에게 스트레칭은 꼭 필요하다.

규칙적인 스트레칭은 유연성을 기르는 지름길이다. 특히 나이가 들어가거나 부상위험을 줄이기 위해서는 스트레칭이 필수적이다. 또한 몸의 각 부분에 정신을 집중하게 만들어서 머리를 맑게 하고, 세부적인 것에 집중할 수 있는 능력을 키워준다.

여기서 소개하는 동작들은 스트레칭 프로그램의 일부, 또는 다른 운동 후 마무리를 위해 활용해도 좋다. 스트레칭은 운동 후 바로 해주어야 한다. 근육이 따뜻할 때 더 효과적이기 때문이다. 스트레칭은 근육의 길이를 늘려주고, 운동 중 생기는 젖산을 제거하는 데도 도움이 된다.

스트레칭을 할 때에는 동작에 따라 숨을 들이쉬고 내쉬는지가 중요하다. 호흡법은 요가 등에서도 필수적인 기술이다. 규칙적인 스트레칭은 혈액순환을 개선해 몸의 독소를 제거하는 데 도움을 준다.

스트레칭은 누구와 경쟁하기 위해 하는 것이 아니다. 편한 만큼만 하면 된다. 부드럽게 스트레칭 동작을 하라. 정신을 집중하여 근육이 당겨지는 것을 느껴라. 그러면 몸도 더 침착해지고, 자극에도 신속하게 반응할 것이다. 스트레칭은 천연의 진정제로 몸을 안정시켜준다. 그러니 긴장을 풀고 즐겨라!

구름다리

**15초 동안
유지한다**

가슴을 펴고 어깨 근육을 스트레칭하는 동작이다.
가슴에 쌓인 긴장은 자세를 나쁘게 만든다. 운동 후에 또는
긴장을 풀기 위해 마무리 운동으로 활용한다.

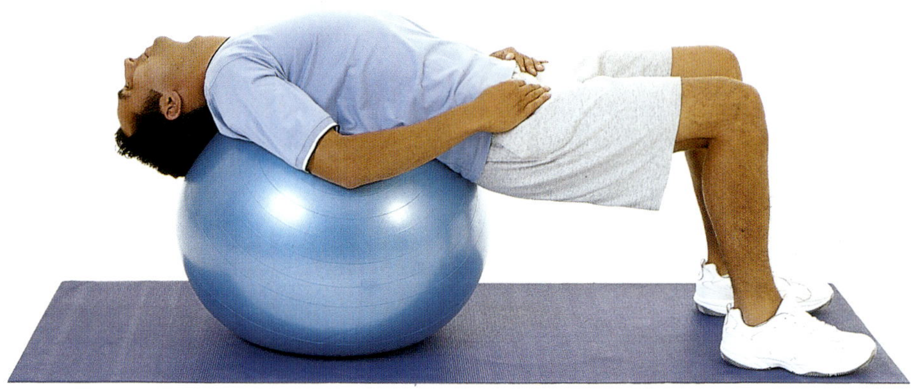

Tip ✽ 트레이너의 한마디

❶ 만일 이 동작이 힘들게 느껴지면 엉덩이를 바닥
쪽으로 더 내려오게 한다.

❷ 천천히 절도 있게 호흡을 한다.

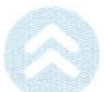
손을 허리 아래에 얹고, 배를 안으로 잡아당긴 다음
피트볼 위에 똑바로 앉는다. 밖으로 걸어나가서 등
이 피트볼 위에 편하게 걸쳐지도록 한다. 등을 피트
볼 모양으로 둥글게 만든다.

등, 어깨, 머리를 피트볼 위에 얹고, 팔을 머리 위로
뻗는다. 이 상태로 15초 동안 유지한다. 이때 손바
닥은 천장을 향하게 한다. 가슴 근육이 부드럽게 펴
지는 것을 느껴라.

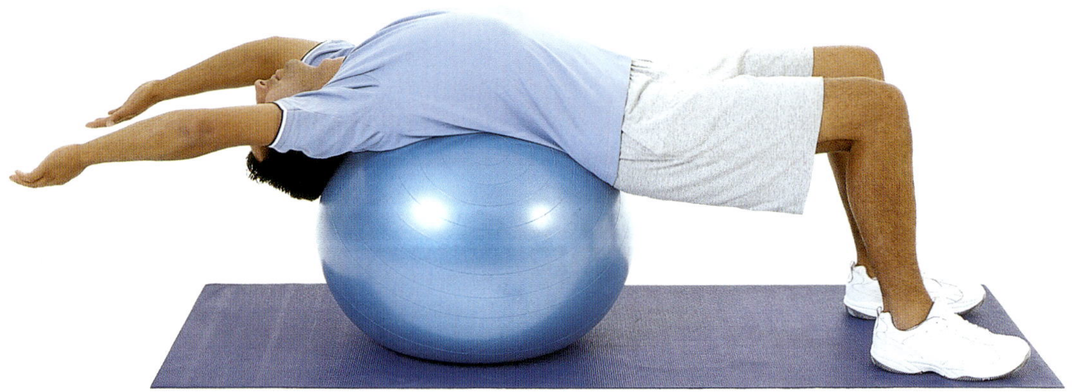

긴장 풀기

회	세트
6-8	1

어깨를 으쓱거리면 어깨와 목의 긴장이 제거된다.
어깨는 책상 앞에 구부리거나, 컴퓨터로 작업을 하거나, 운전을 하거나,
아이를 안아주거나, 짐을 나르는 등 일상적 활동으로 혹사당한다.
이 동작은 근육이 뭉쳐서 생긴 굽은 목과 어깨의 긴장을 없애준다.

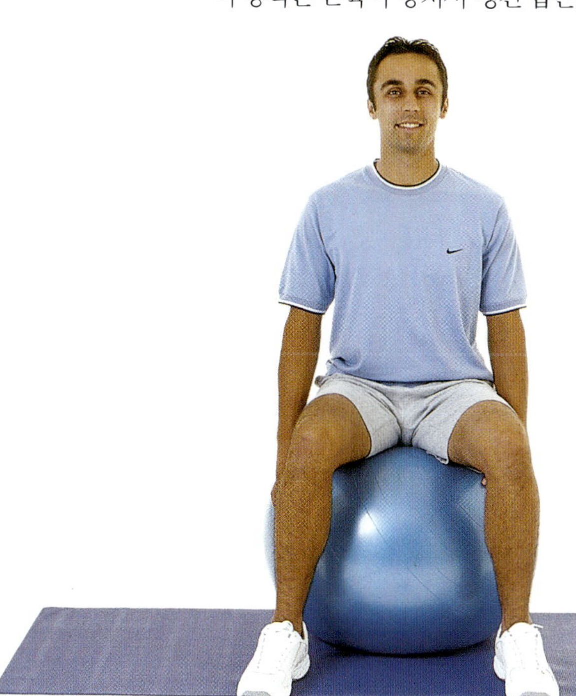

무릎이 발 위쪽에 오게 한 채 피트볼 위에 앉는다. 배를 안으로 잡아당기며 긴장을 푸는 데 정신을 집중한다. 손을 옆으로 내리고 정면을 바라본다.

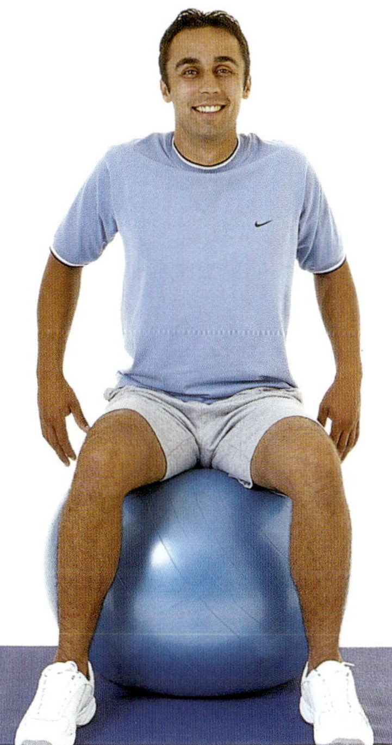

Tip ✹ 트레이너의 한마디

❶ 3~4회 어깨를 올렸다 내렸다 하는 것으로 최대 효과를 얻을 수 있다.

❷ 한 번씩 어깨를 올릴 때마다 긴장이 흘러나가는 것을 상상한다.

❸ 팔은 긴장을 풀고 편하게 내리면 된다.

어깨를 최대한 위로 올린다. 2~3초 동안 멈추었다가 어깨를 원위치로 내리고 긴장을 푼다.

초승달 스트레칭

**15초 동안
유지한다**

이 우아한 동작은 어깨부터 엉덩이까지 몸통을 길게 펴게 만들어서 긴장을 풀어준다.
피트볼은 옆구리를 지탱해주는 받침대로 활용한다. 몸의 긴장을 제거하는 데
이상적인 동작일 뿐 아니라 운동 후에도 할 수 있는 환상적인 스트레칭 동작이다.
긴장을 상쾌하게 풀어주는 동작이라 적극 권한다.

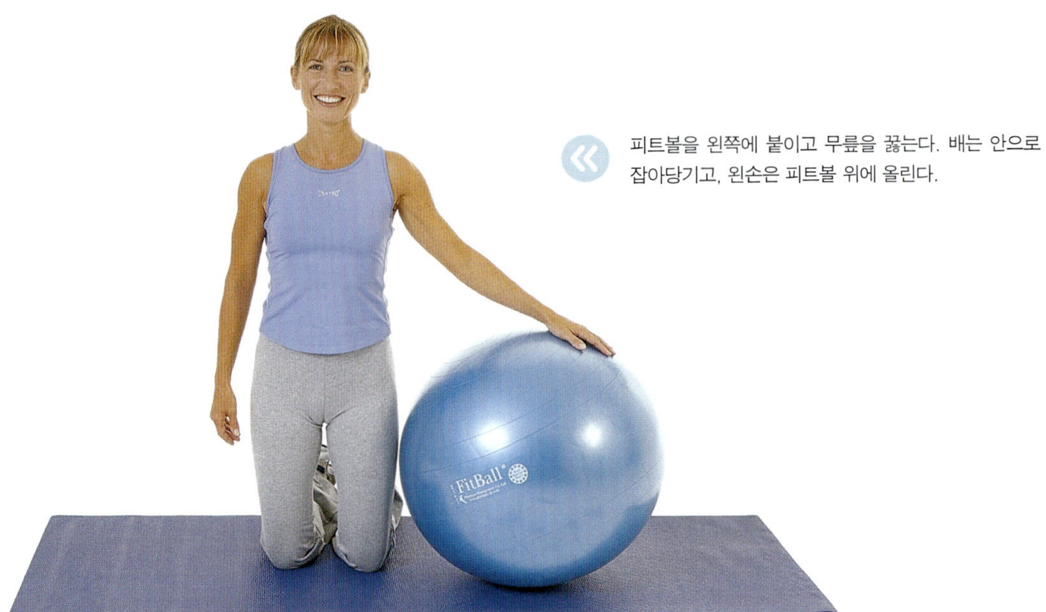

피트볼을 왼쪽에 붙이고 무릎을 꿇는다. 배는 안으로
잡아당기고, 왼손은 피트볼 위에 올린다.

Tip ✹ 트레이너의 한마디

❶ 머리와 목의 긴장을 풀고 눈은 정면을 본다.

❷ 몸의 옆쪽에서 당기는 느낌을 즐긴다.

오른쪽 팔을 위로 올린 다음 왼쪽으로 몸을 눕힌다. 그
러면 몸이 피트볼 위에 초승달 모양으로 걸쳐지게 된
다. 왼쪽 다리는 구부리고, 오른쪽 다리는 옆으로 편
다. 15초 동안 멈추었다가 반대쪽도 똑같이 실시한다.

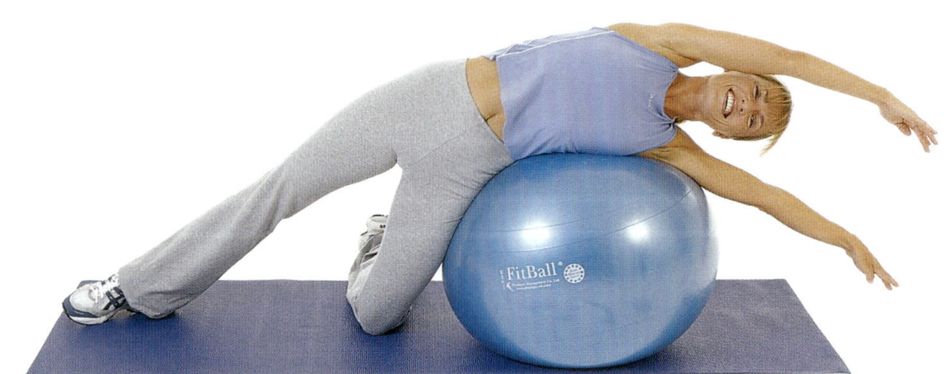

바나나

**15초 동안
유지한다**

초승달 스트레칭을 피트볼 위에 앉아서 한다고 생각하면 된다.
어깨부터 엉덩이까지 몸통을 쭉 펴서 긴장을 없앤다.
특히 배와 등 운동 후에 하면 좋다.

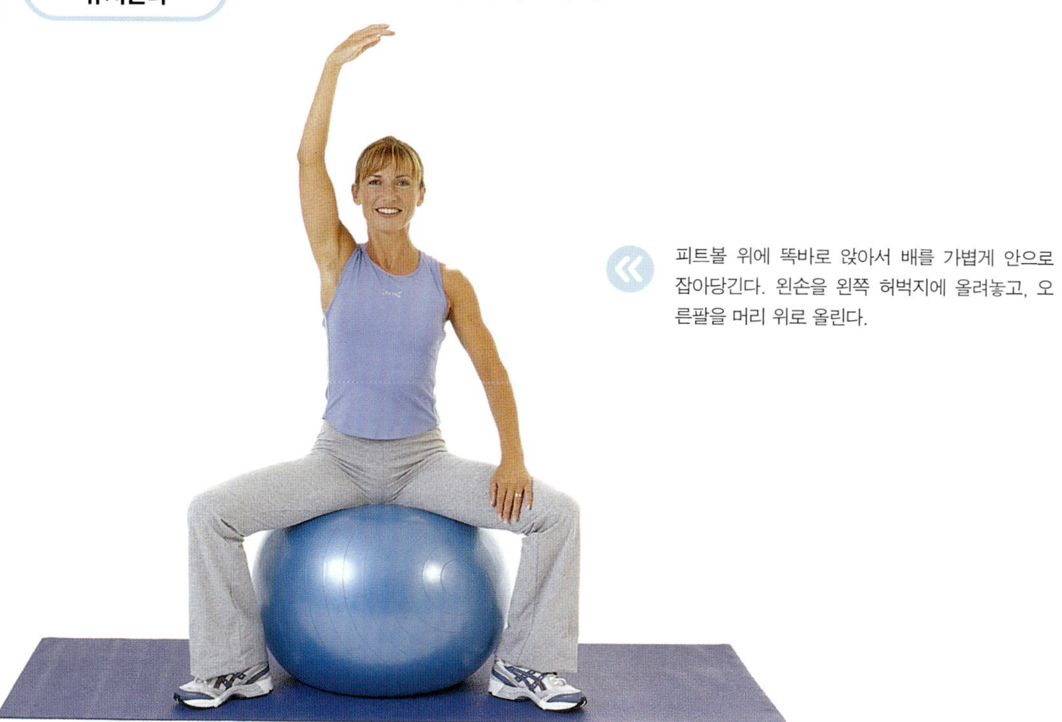

피트볼 위에 똑바로 앉아서 배를 가볍게 안으로
잡아당긴다. 왼손을 왼쪽 허벅지에 올려놓고, 오
른팔을 머리 위로 올린다.

오른팔을 위로 든 채 왼쪽으로 몸을 숙인다. 이때
왼손은 오른쪽 허리 아래쪽에 오게 한다. 15초 동
안 멈추었다가 반대쪽도 똑같이 실시한다.

Tip ✦ 트레이너의 한마디

❶ 상체를 편 상태에서 숨을 들이쉬
고, 상체를 옆으로 숙이면서 숨
을 내쉰다. 그런 다음 몸을 숙인
상태에서 천천히 호흡한다.

❷ 피트볼의 중앙에 앉아 피트볼이
옆으로 움직이지 않도록 한다.

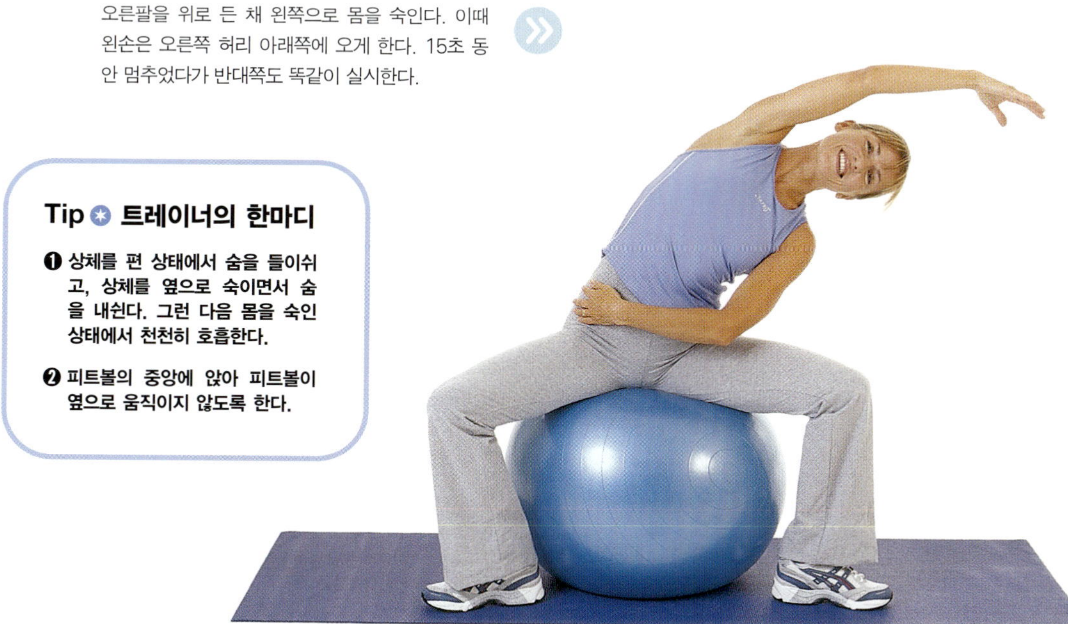

몸통 스트레칭

**15초 동안
유지한다**

등 전체의 긴장을 풀어주는 동작으로 매우 쉬우면서 효과적이다. 다른 동작으로
스트레칭하기 힘든 근육을 단순히 몸통을 돌리는 것만으로 이완시킬 수 있다.
힘든 운동을 마치거나, 직장에서 힘든 하루를 보냈을 때 이 스트레칭을 하면
활기를 되찾을 수 있다.

무릎을 발 위쪽에 오게 한 채 피트볼
위에 앉는다. 왼쪽 손등을 오른쪽 허벅
지 바깥쪽에 댄다. 오른손은 손바닥을
아래로 향하게 해서 몸 뒤쪽의 피트볼
위에 얹는다.

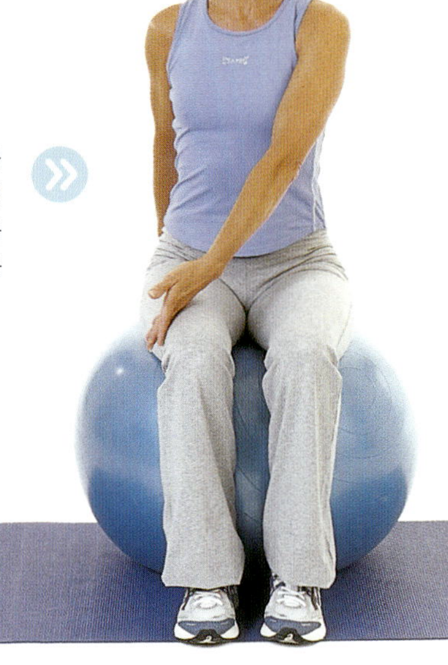

엉덩이는 움직이지 말고 왼손으로 오
른쪽 허벅지를 누르면서 몸을 오른쪽
으로 돌린다. 이때 머리와 상체를 최대
한 돌린다. 10~15초간 그대로 멈추었
다가 시작자세로 돌아온다. 반대쪽도
똑같이 실시한다.

Tip ❋ 트레이너의 한마디

❶ 배는 안으로 단단히 잡아당긴다.

❷ 몸통을 돌리는 동안 엉덩이에 체중이
모두 실리지 않게 한다.

❸ 몸통을 돌리는 동안 정수리가 나선을
그리며 천장으로 서서히 올라간다고
상상한다.

척추 달래기

**30초 동안
유지한다**

이 스트레칭 동작은 느낌이 아주 좋아서 사람들이 가장 즐겨하는 동작이다.
이 동작을 하면 등의 긴장이 풀리고 자세도 좋아진다.
운동 후에만 하지 말고 매일 꾸준히 하면 등의 고통을 줄어준다.

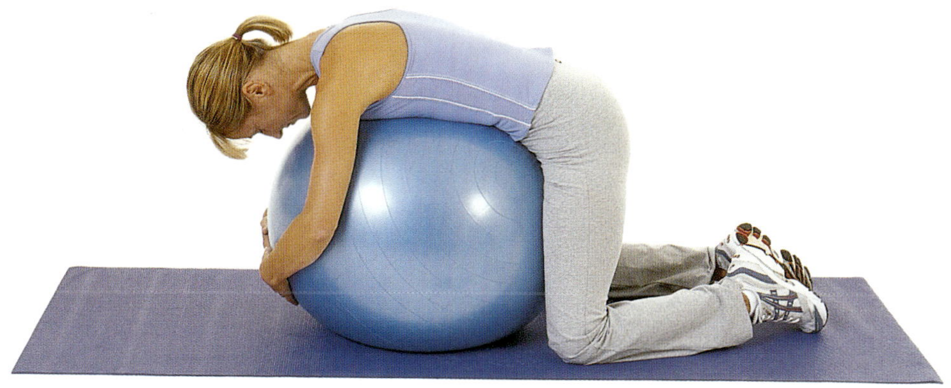

피트볼 앞에 무릎을 꿇고 피트볼을 허벅지 쪽으로 당긴
다. 배를 피트볼 위에 얹고 기댄다.

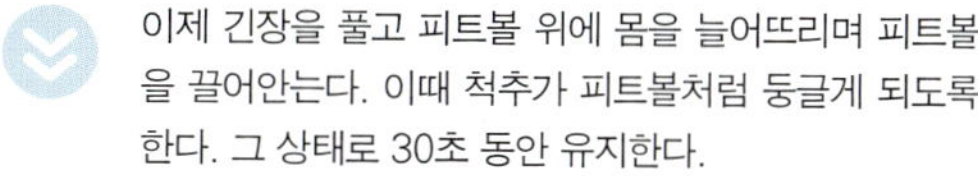

Tip ✪ 트레이너의 한마디

❶ 끌어안는 자세를 약간 바꾸면 등의 다른 부위의
긴장을 풀 수 있다. 한번 시도해보라.

❷ 주의! 너무나 느낌이 좋아서 시간 가는 줄도 모르
고 피트볼을 끌어안고 있을 수가 있다.

이제 긴장을 풀고 피트볼 위에 몸을 늘어뜨리며 피트볼
을 끌어안는다. 이때 척추가 피트볼처럼 둥글게 되도록
한다. 그 상태로 30초 동안 유지한다.

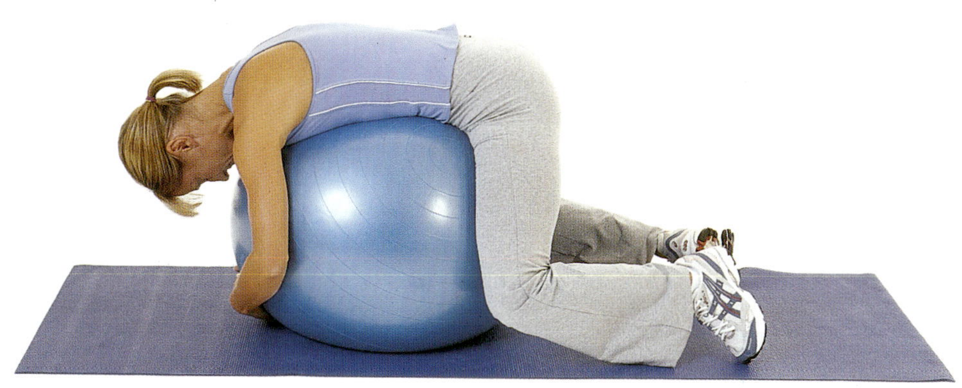

다리 스트레칭

**20초 동안
유지한다**

상체와 다리를 잇는 근육이 경직돼 고통을 겪는 사람들이 많다. 이 근육에
문제가 생기면 등 아래쪽에 통증이 유발된다. 특히 책상 앞에서 오랜 시간을 보내는
사무직 근로자들의 경우, 이 근육이 짧아져 척추가 앞으로 휘면서 통증이 온다.
이 동작은 상체와 다리를 잇는 근육을 확실하게 펴준다.

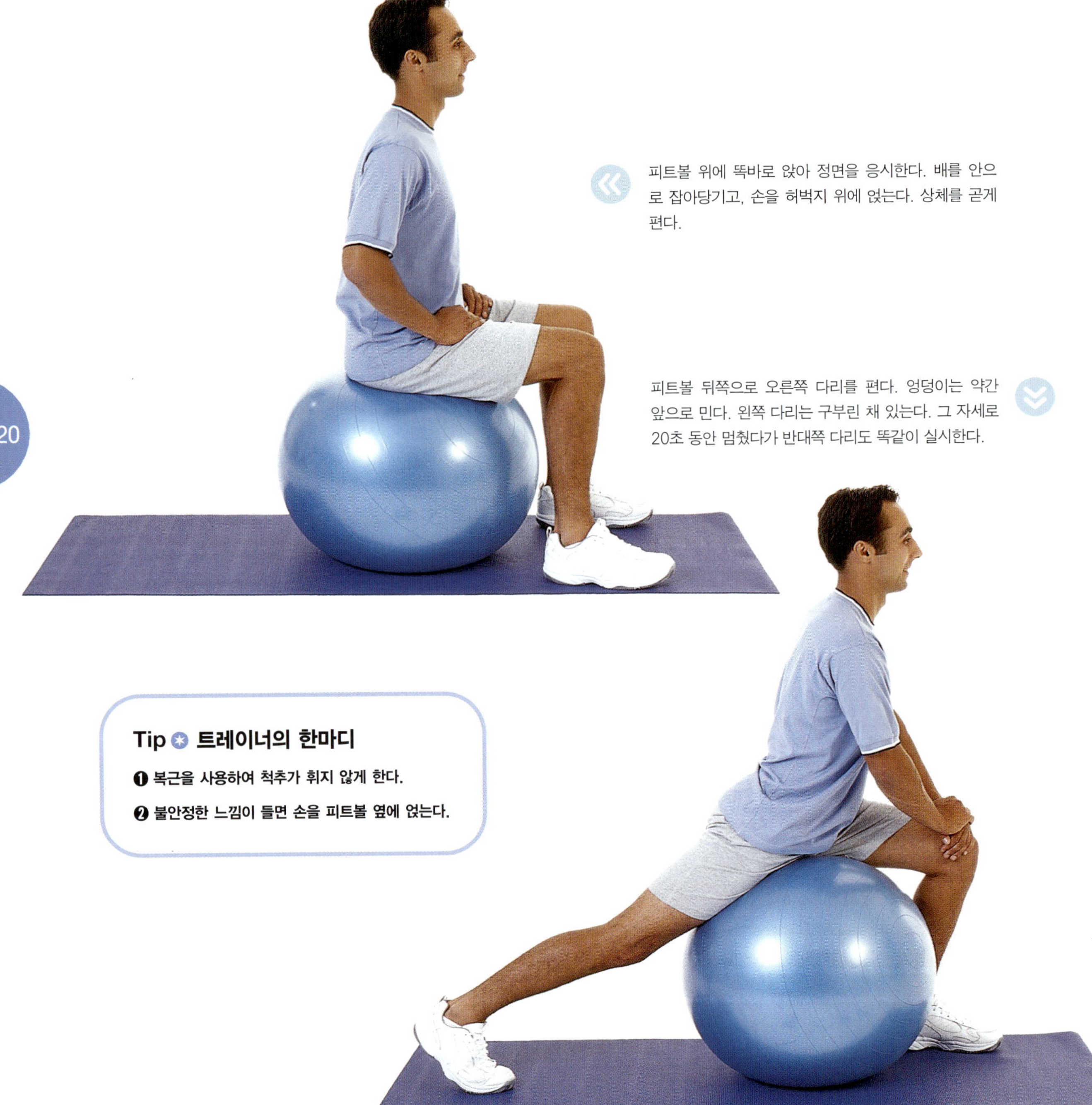

피트볼 위에 똑바로 앉아 정면을 응시한다. 배를 안으
로 잡아당기고, 손을 허벅지 위에 얹는다. 상체를 곧게
편다.

피트볼 뒤쪽으로 오른쪽 다리를 편다. 엉덩이는 약간
앞으로 민다. 왼쪽 다리는 구부린 채 있다. 그 자세로
20초 동안 멈췄다가 반대쪽 다리도 똑같이 실시한다.

Tip ✴ 트레이너의 한마디
❶ 복근을 사용하여 척추가 휘지 않게 한다.
❷ 불안정한 느낌이 들면 손을 피트볼 옆에 얹는다.

발끝 들기

**30초 동안
유지한다**

다리 뒤의 근육을 스트레칭해주는 동작으로 많이 걷는 사람이나 운동선수들에게 좋다.
책상 앞에서 오랜 시간을 보내는 사무직 근로자들은 허벅지 뒤쪽 근육인 슬와근이 짧아져
등 아래쪽에 문제가 생길 수 있으므로 규칙적으로 이 동작을 해주면 좋다.

무릎이 발 위쪽에 오게 한 채 피트볼 위에 똑바로
앉는다. 손을 허벅지 위에 얹고 배를 안으로 잡아당
긴다.

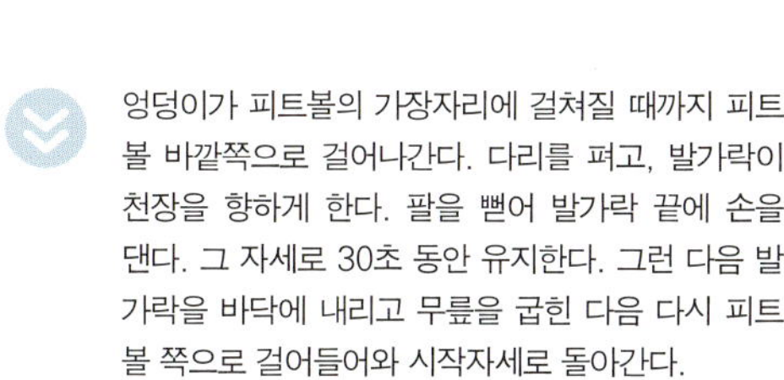

엉덩이가 피트볼의 가장자리에 걸쳐질 때까지 피트
볼 바깥쪽으로 걸어나간다. 다리를 펴고, 발가락이
천장을 향하게 한다. 팔을 뻗어 발가락 끝에 손을
댄다. 그 자세로 30초 동안 유지한다. 그런 다음 발
가락을 바닥에 내리고 무릎을 굽힌 다음 다시 피트
볼 쪽으로 걸어들어와 시작자세로 돌아간다.

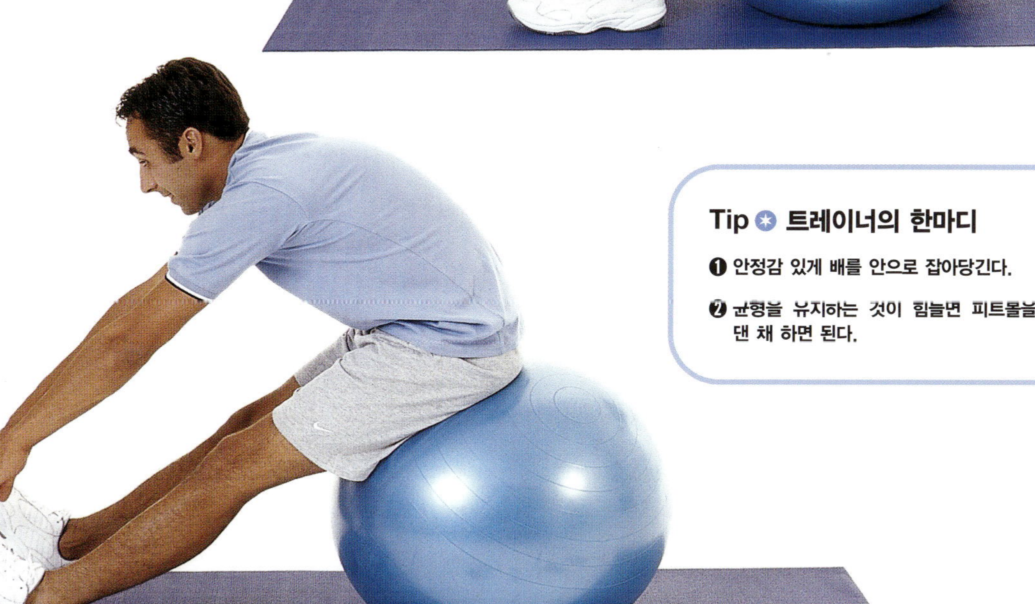

Tip ✪ 트레이너의 한마디

❶ 안정감 있게 배를 안으로 잡아당긴다.

❷ 균형을 유지하는 것이 힘들면 피트볼을 벽에
　댄 채 하면 된다.

허벅지 스트레칭

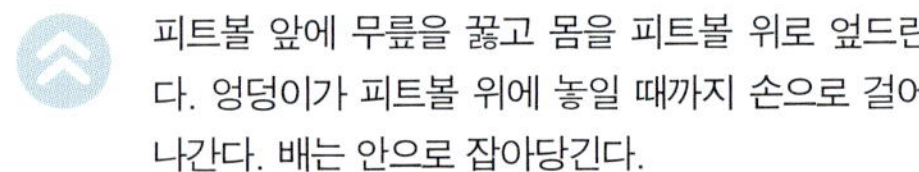

**30초 동안
유지한다**

허벅지가 움직일 때 사용되는 근육이 허벅지 근육이다.
이 크고 강한 근육들을 사용한 후에는 반드시 스트레칭을 해주어야 한다.
그래야 근육통과 근육경직을 막을 수 있고, 근육도 덜 피로해진다.
이 동작은 운동 후 생성되는 젖산을 제거하는 데도 도움을 준다.

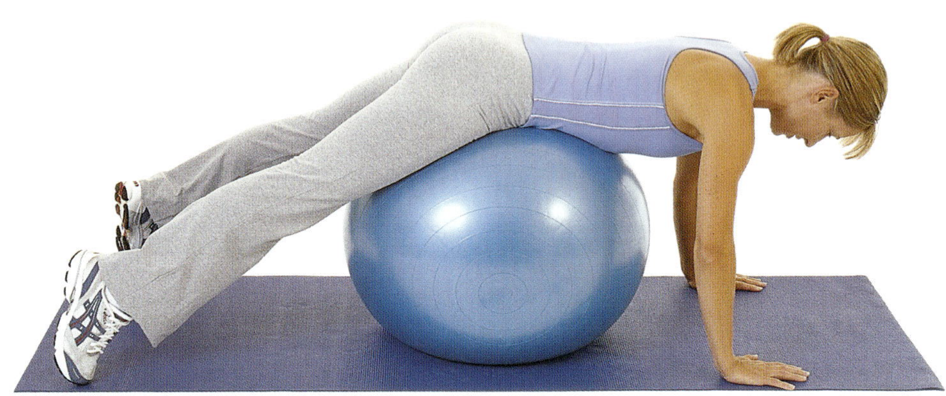

피트볼 앞에 무릎을 꿇고 몸을 피트볼 위로 엎드린
다. 엉덩이가 피트볼 위에 놓일 때까지 손으로 걸어
나간다. 배는 안으로 잡아당긴다.

오른쪽 발을 오른쪽 엉덩이에 얹는다. 오른손을 뒤
로 뻗어 오른쪽 발을 잡는다. 왼손으로 균형을 잡으
며 체중을 분산시킨다. 오른발을 잡아당긴 채 30초
동안 멈추었다가 발을 놓고 시작자세로 돌아간다.
다른 쪽 다리도 똑같이 실시한다.

Tip ✱ 트레이너의 한마디

❶ 바닥을 내려다보며 머리와 척추가 직선이 되게 한다.

❷ 등이 휘지 않게 한다.

❸ 이 동작은 균형감각을 키워준다. 너무 어려우면 대신
　 다리 펴기(35쪽 참조)를 한다.

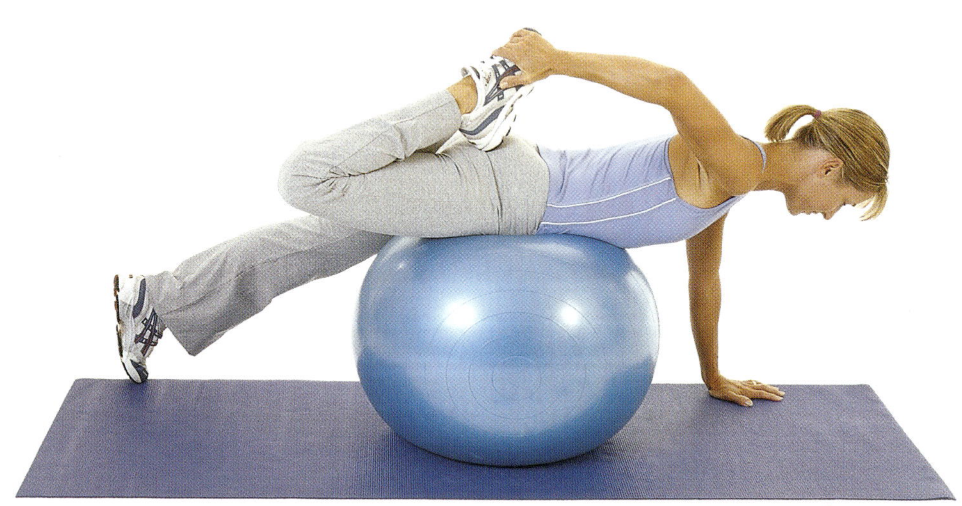

말타기 스트레칭

**30초 동안
유지한다**

허벅지 안쪽의 근육 강화를 목표로 하는 동작이다.
허벅지 안쪽에 긴장이 쌓이면 가장 단순한 일상적 활동으로도 부상을 입을 수 있다.
말타기 스트레칭은 약한 근육을 강화시켜주고 유연성도 개선시킨다.

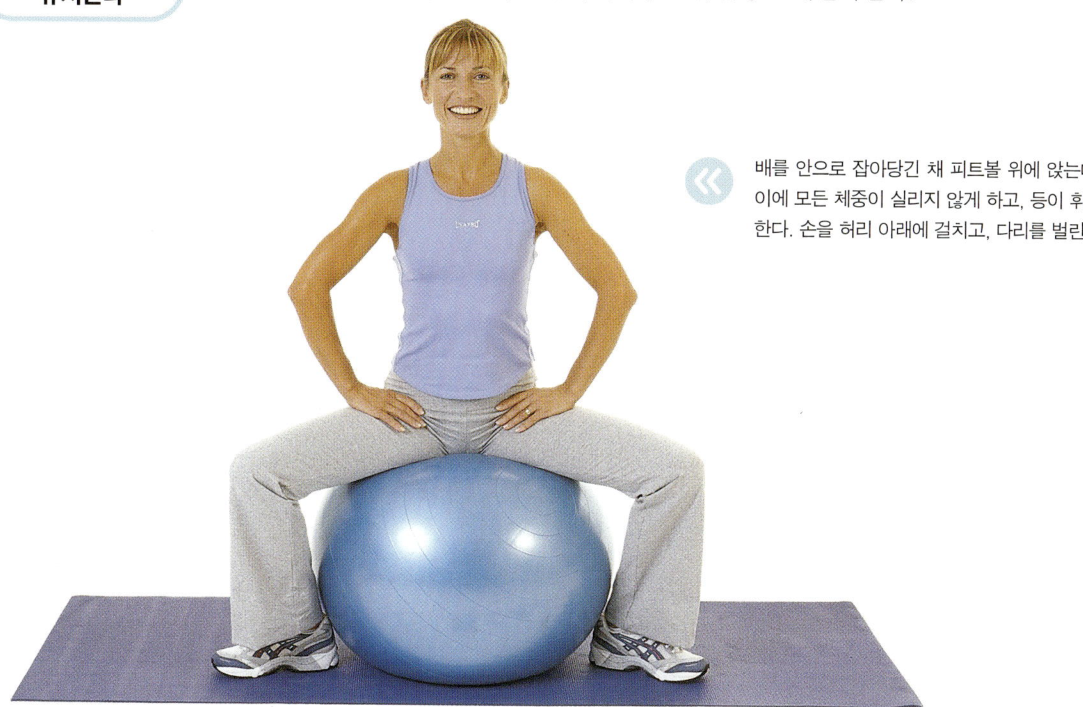

배를 안으로 잡아당긴 채 피트볼 위에 앉는다. 엉덩이에 모든 체중이 실리지 않게 하고, 등이 휘지 않게 한다. 손을 허리 아래에 걸치고, 다리를 벌린다.

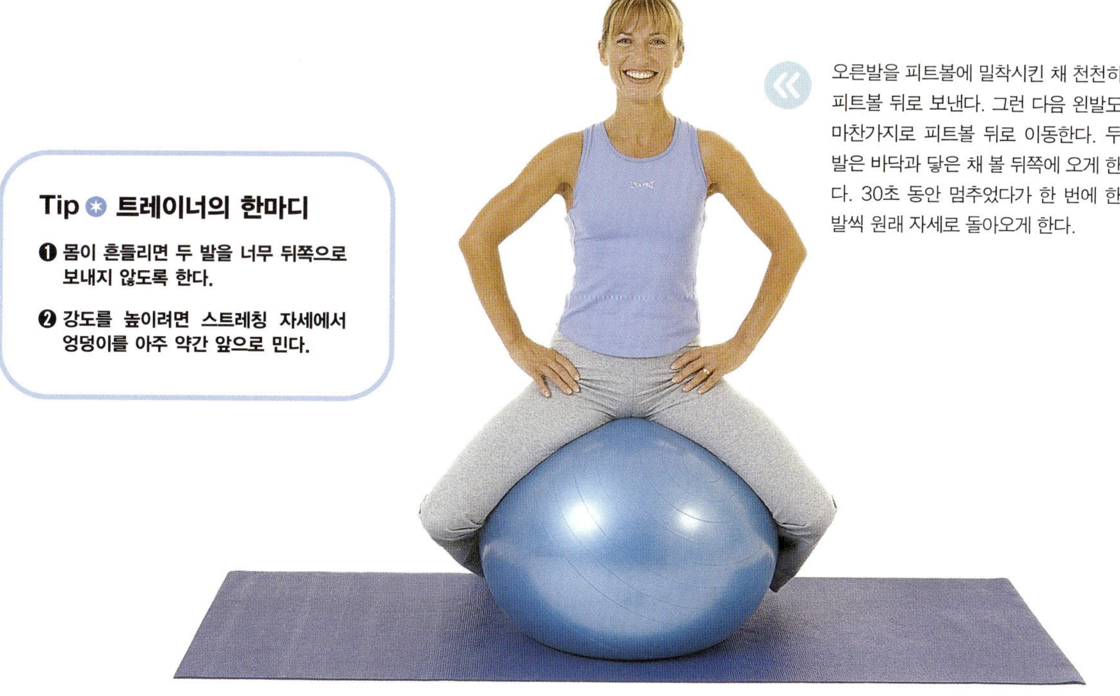

오른발을 피트볼에 밀착시킨 채 천천히 피트볼 뒤로 보낸다. 그런 다음 왼발도 마찬가지로 피트볼 뒤로 이동한다. 두 발은 바닥과 닿은 채 볼 뒤쪽에 오게 한다. 30초 동안 멈추었다가 한 번에 한 발씩 원래 자세로 돌아오게 한다.

Tip ✱ 트레이너의 한마디

❶ 몸이 흔들리면 두 발을 너무 뒤쪽으로
  보내지 않도록 한다.

❷ 강도를 높이려면 스트레칭 자세에서
  엉덩이를 아주 약간 앞으로 민다.

삼두근 스트레칭

10초 동안 유지한다

팔 뒤의 강하고 유연한 근육은 매력적일 뿐만 아니라 가슴과 등 윗부분에 긴장이 쌓이는 것을 막아준다. 이 동작은 쉬우면서도 어깨의 유연성을 개선해주는 데 탁월한 효과가 있다. 한 마디로 지친 팔의 강장제 역할을 한다.

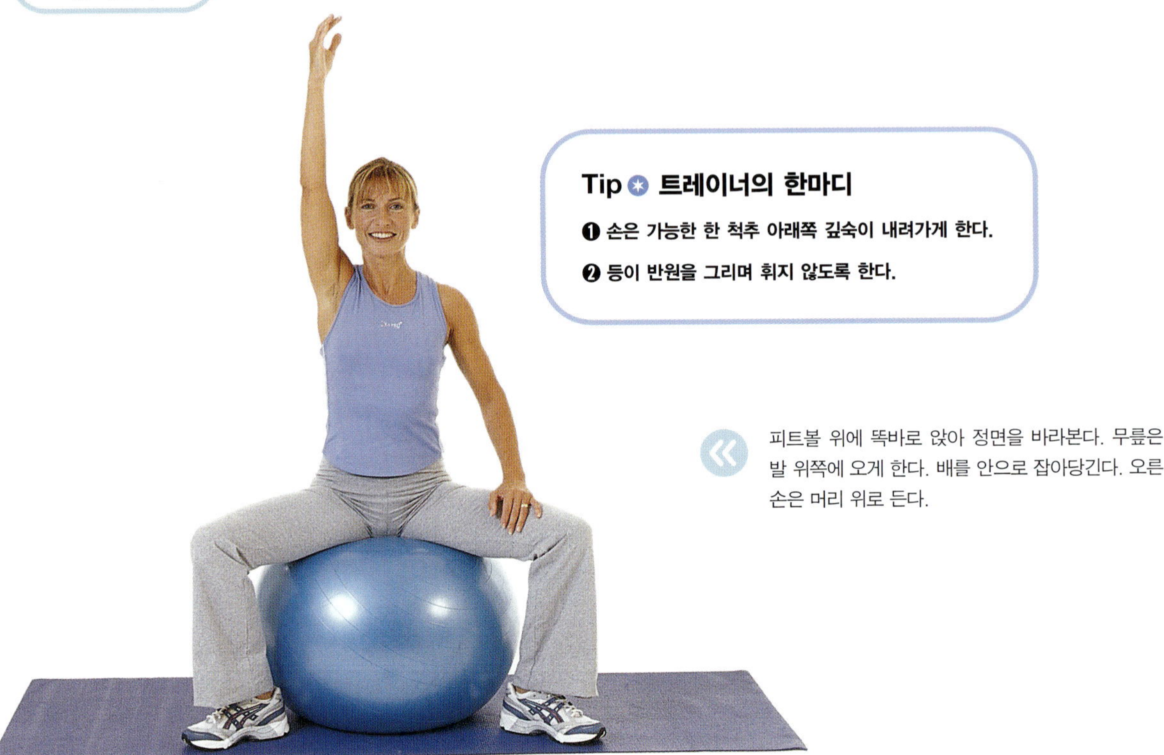

Tip ⭐ 트레이너의 한마디

❶ 손은 가능한 한 척추 아래쪽 깊숙이 내려가게 한다.

❷ 등이 반원을 그리며 휘지 않도록 한다.

《 피트볼 위에 똑바로 앉아 정면을 바라본다. 무릎은 발 위쪽에 오게 한다. 배를 안으로 잡아당긴다. 오른손은 머리 위로 든다.

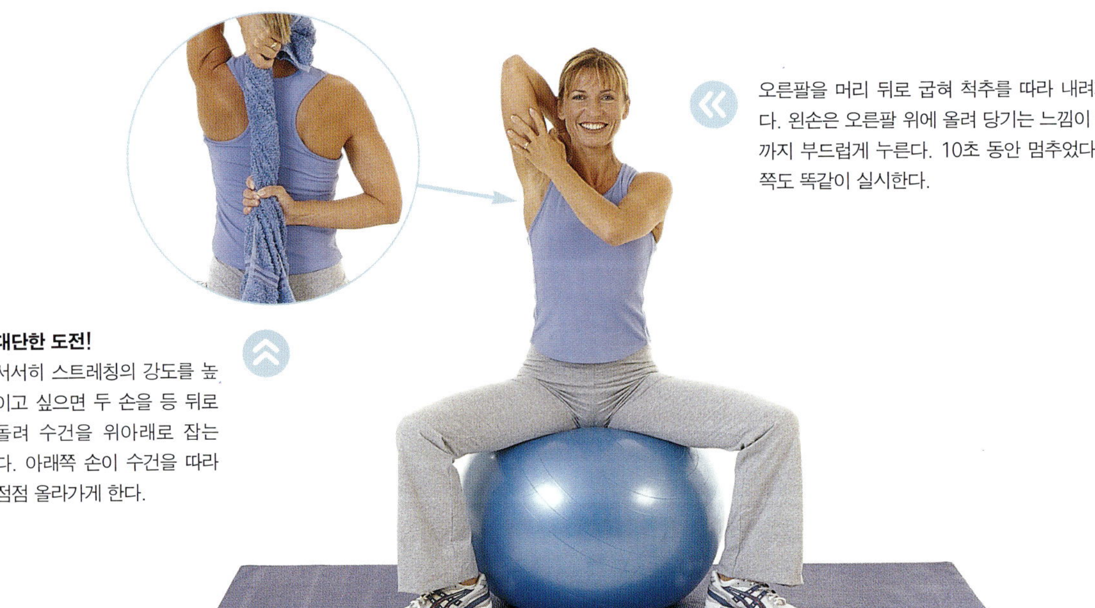

《 오른팔을 머리 뒤로 굽혀 척추를 따라 내려가게 한다. 왼손은 오른팔 위에 올려 당기는 느낌이 있을 때까지 부드럽게 누른다. 10초 동안 멈추었다가 반대쪽도 똑같이 실시한다.

대단한 도전!
서서히 스트레칭의 강도를 높이고 싶으면 두 손을 등 뒤로 돌려 수건을 위아래로 잡는다. 아래쪽 손이 수건을 따라 점점 올라가게 한다.

앉아서 어깨 달래기

10초 동안 유지한다

단순하지만 어깨에 쌓인 긴장을 풀어주는 데 효과적인 동작이다. 규칙적으로 스트레칭하면 부상에 취약한 부분이 강해진다. 또한 바쁜 하루 일과를 마친 후 긴장과 스트레스를 푸는 데도 도움이 된다.

Tip ✽ 트레이너의 한마디

어깨를 이완시켜 몸이 구부정해지지 않도록 주의한다.

피트볼 위에 앉아 오른쪽 팔을 반대쪽으로 뻗는다. 이때 오른쪽 팔꿈치를 약간 구부린다. 왼손을 오른팔 위에 대고 가볍게 눌러준다. 그 상태로 10초 동안 멈추었다가 반대쪽도 똑같이 실시한다.

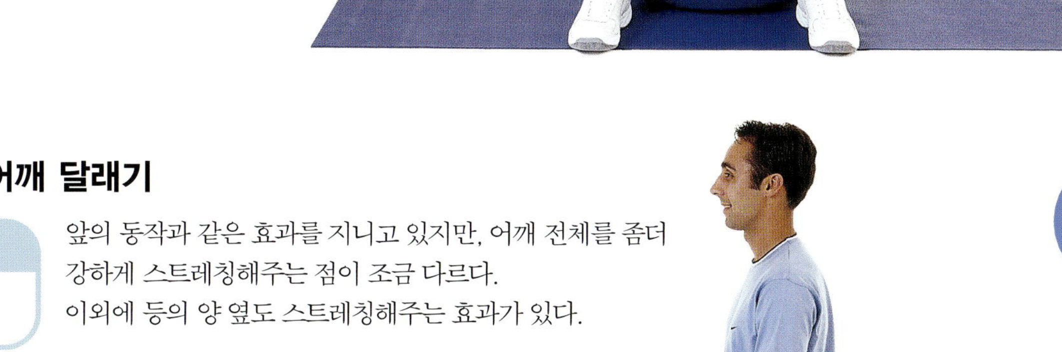

무릎 꿇고 어깨 달래기

10초 동안 유지한다

앞의 동작과 같은 효과를 지니고 있지만, 어깨 전체를 좀더 강하게 스트레칭해주는 점이 조금 다르다. 이외에 등의 양 옆도 스트레칭해주는 효과가 있다.

피트볼 앞에 무릎을 꿇고 피트볼 양 옆으로 손을 올린다. 배를 안으로 잡아당긴다.

발뒤꿈치 위에 앉아 피트볼을 밀어낸다. 팔을 곧게 펴고 바닥을 내려다본다. 그 상태로 10초 동안 유지한다.

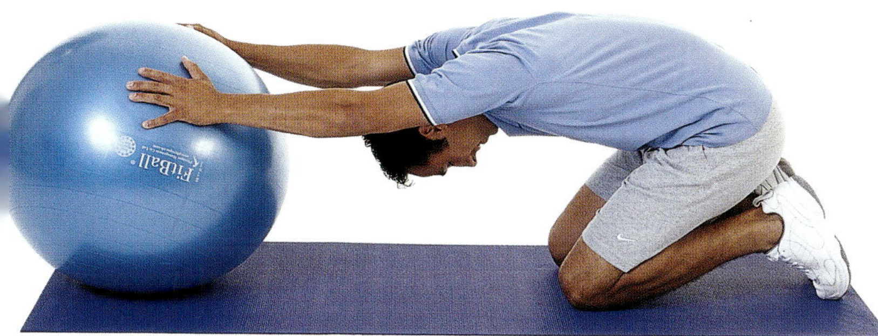

Tip ✽ 트레이너의 한마디

❶ 등이 휘지 않게 한다.

❷ 턱이 위로 치켜 올라가지 않도록 한다.

목 풀기

이 부드러운 스트레칭 동작은 경직된 목 근육의 긴장을 풀어준다. 각종 스트레스는 두통, 근육경직, 목의 통증을 유발할 수 있다. 규칙적으로 이 동작을 해주면 몸의 유연성을 증진시킬 수 있고 집중력을 높일 수 있으며 다시 젊어진 기분을 느낄 수 있다.

피트볼 위에 앉아 배를 안으로 잡아당긴다. 무릎은 발 위쪽에 오게 하고, 손은 피트볼 양 옆으로 올린다. 가슴을 펴고 어깨 긴장을 이완시키고 정면을 바라본다. 머리를 오른쪽으로 기울인 채 1~2초 동안 유지한다. 다시 원위치로 돌아와서 왼쪽으로 고개를 기울인 채 1~2초 동안 유지한다. 필요한 횟수만큼 되풀이한다.

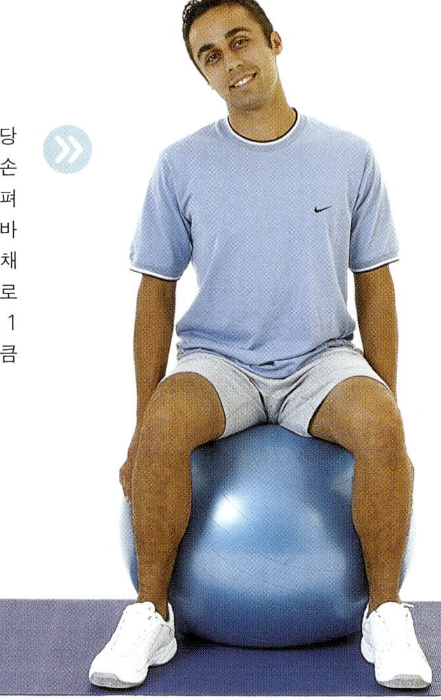

Tip ✽ 트레이너의 한마디

❶ 앞을 바라본다.

❷ 고개를 기울일 때 머리가 돌아가지 않도록 주의한다.

이번에는 똑같은 자세로 머리를 오른쪽으로 서서히 돌린다. 그 상태에서 1~2초 동안 유지한다. 그런 다음 머리를 왼쪽으로 돌려 1~2초 동안 유지한다. 필요한 횟수만큼 반복한다.

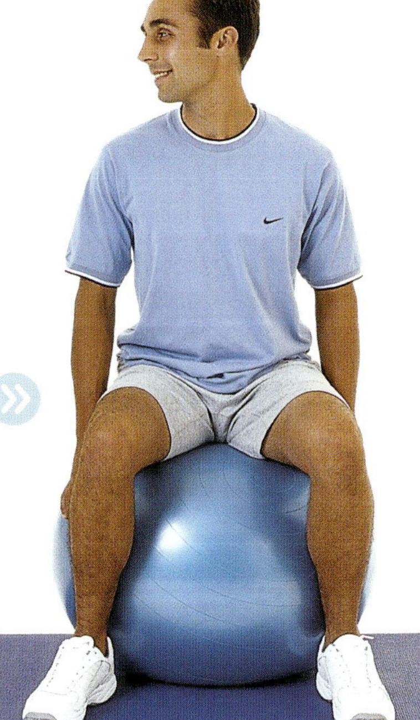

Tip ✽ 트레이너의 한마디

❶ 머리를 수평으로 유지하고, 턱이 위아래로 기울지 않게 한다.

❷ 편안한 지점까지 머리를 돌린다. 이때 억지로 돌리지 말아야 한다.

나비 스트레칭

**20~30초 동안
유지한다**

온몸을 스트레칭하는 데 아주 뛰어난 동작이다. 긴장을 완전히
이완시키는 데 효과가 좋다. 척추, 목, 팔, 등, 다리를 스트레칭해준다.

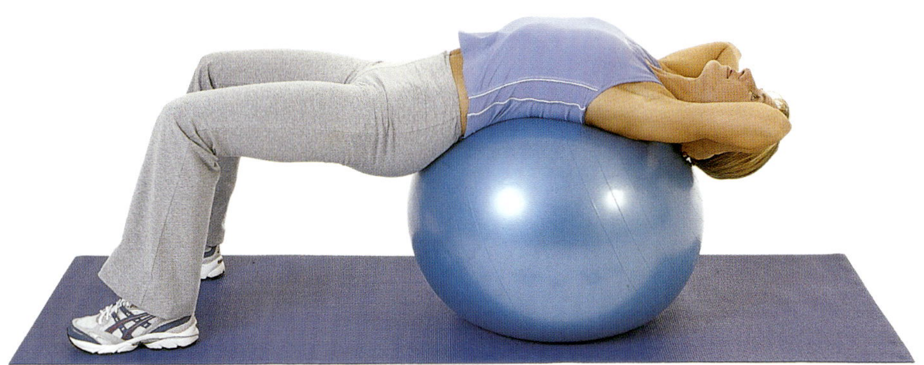

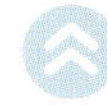 손을 가볍게 머리 옆에 대고 피트볼 위에 앉는다. 목
과 어깨가 피트볼 위에 놓일 때까지 밖으로 걸어나
간다.

 머리 위로 팔을 편 채 등이 피트볼 모양으로 둥글게
되도록 펴준다. 다리를 밖으로 뻗은 다음 그 자세로
20~30초 동안 유지한다. 천천히 피트볼로 걸어 들
어와 시작자세로 돌아간다.

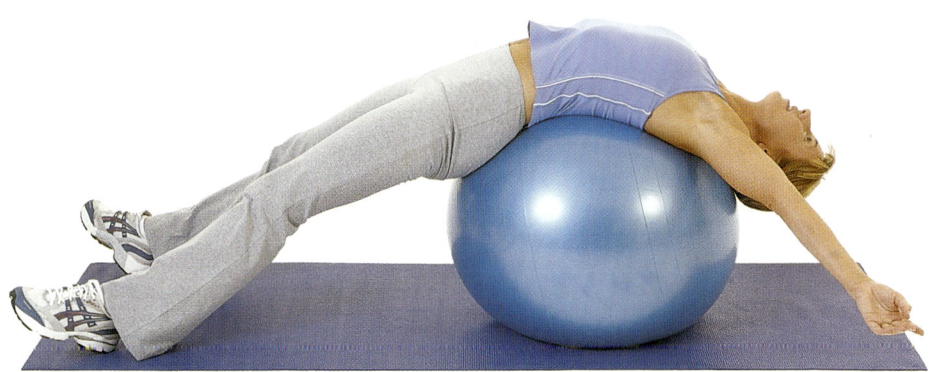

Tip ✱ 트레이너의 한마디

❶ 목이 긴장되지 않도록 한다.

❷ 긴장을 더욱 풀어주기 위해 숨을 깊게 쉰다.

❸ 난이도를 낮추고 싶으면 머리와 어깨가 볼에 놓이도록 하고,
　눈이 천장과 수평이 되도록 한다.

가위 스트레칭 ❶

**30초 동안
유지한다**

다리 뒤를 스트레칭하는 동작으로 운동 후 긴장된 근육을 풀어준다.
등 아래쪽에 통증이 오는 것은 너무 오래 서 있거나 해서 허벅지 뒤쪽 근육인
슬와근이 짧아졌기 때문이다. 따라서 등의 통증을 없애려면 슬와근의 유연성을
항상 유지해야 한다. 자기 몸의 유연성에 맞추어 가위 스트레칭의 난이도를 조절한다.

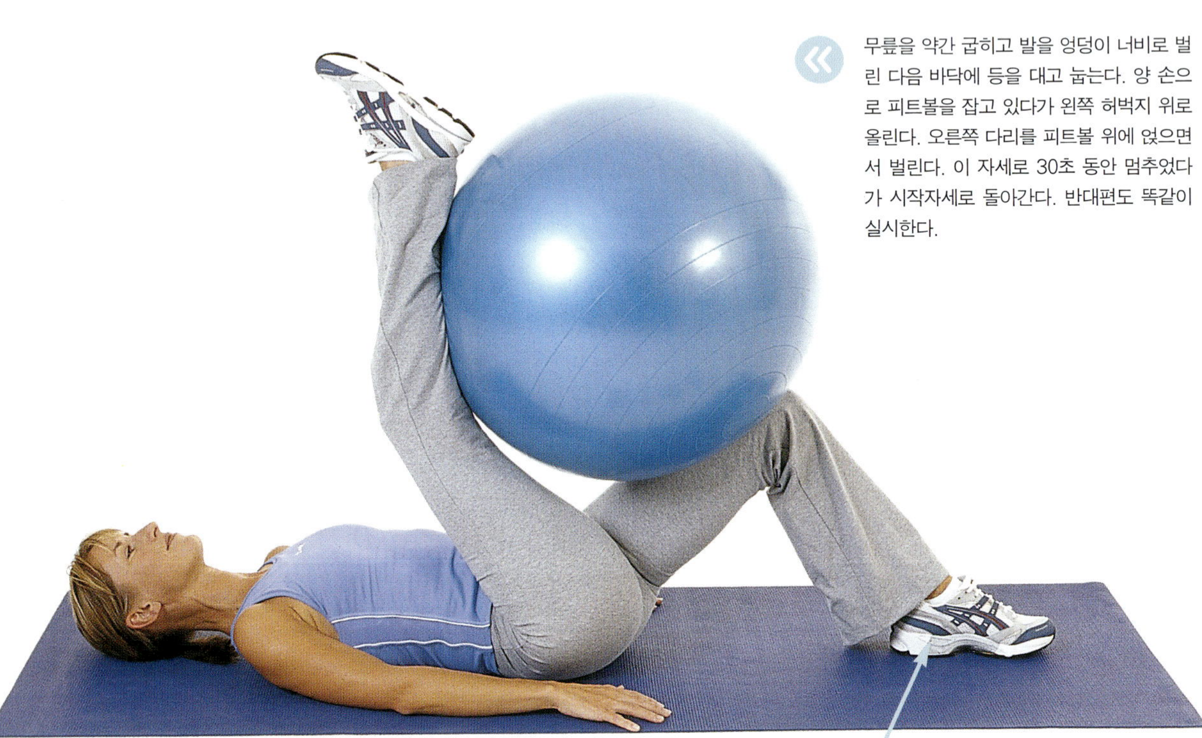

무릎을 약간 굽히고 발을 엉덩이 너비로 벌
린 다음 바닥에 등을 대고 눕는다. 양 손으
로 피트볼을 잡고 있다가 왼쪽 허벅지 위로
올린다. 오른쪽 다리를 피트볼 위에 얹으면
서 벌린다. 이 자세로 30초 동안 멈추었다
가 시작자세로 돌아간다. 반대편도 똑같이
실시한다.

Tip ✪ 트레이너의 한마디

❶ 스트레칭으로 근육이 이완될 수 있도록 30초 동안
멈추는 시간을 지킨다.

❷ 스트레칭 중에는 천천히 숨을 쉬며 긴장을 풀어준다.

❸ 스트레칭의 난이도를 낮추려면 바닥에 대고 있는 다
리를 조금 펴주면 된다.

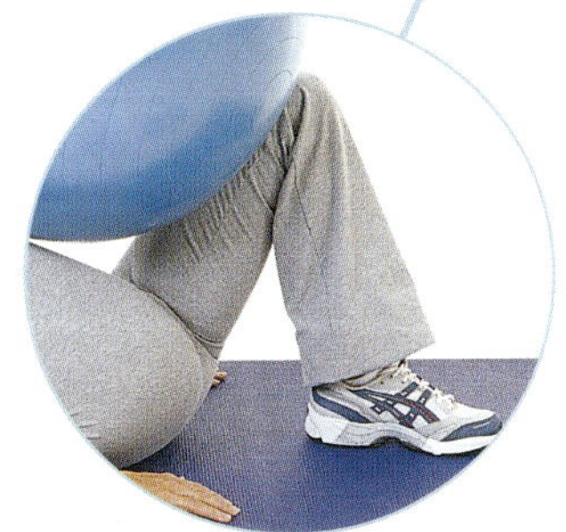

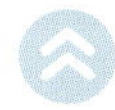

대단한 도전!
난이도를 높이려면 바닥에 대고
있는 다리를 더 굽히면 된다.

가위 스트레칭 ❷

**30초 동안
유지한다**

엉덩이와 허벅지를 펴주는 최고의 스트레칭이다.
동작이 부드럽고 유연성을 증가시켜 등 아래쪽의 긴장을 덜어준다.
운동 후나 긴장완화를 위해 활용하면 좋다.

무릎을 약간 굽히고 발을 엉덩이 너비로 벌린 다
음 바닥에 등을 대고 눕는다. 피트볼을 양 손으로
잡아 오른쪽 허벅지 위에 올린다.

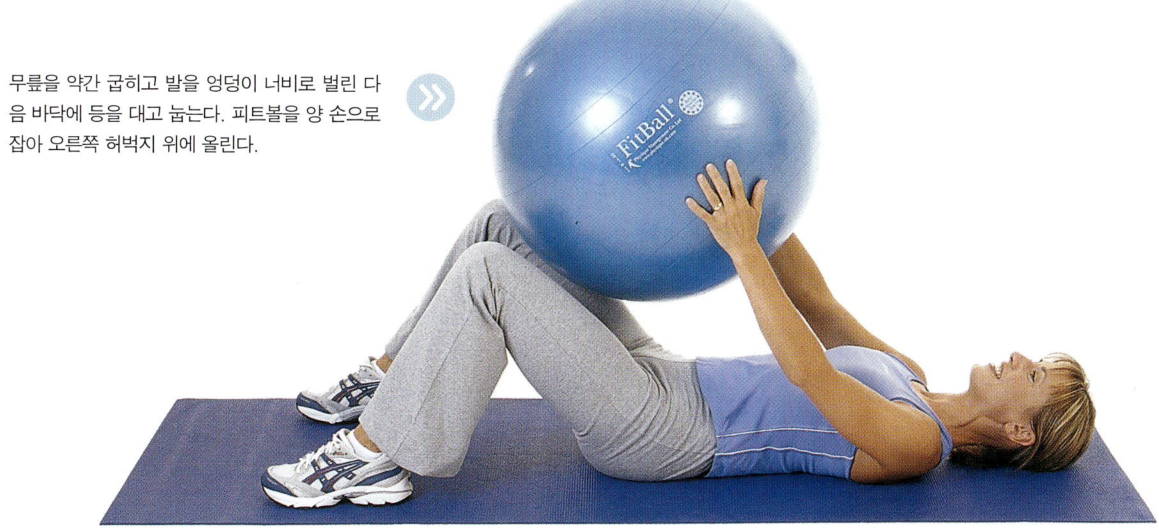

손으로 피트볼을 잡은 채 왼쪽 다리를 벌려 피트
볼 위에 얹는다. 왼쪽 엉덩이와 허벅지가 당기는
것이 느껴질 때까지 왼쪽 다리를 피트볼 위로 감
는다. 그 자세로 30초 동안 멈추었다가 시작자세
로 돌아간다. 반대쪽 다리도 똑같이 실시한다.

> **Tip ✴ 트레이너의 한마디**
>
> ❶ 억지로 스트레칭하지 않는다. 서두르지 말고 서서히
>   동작을 익히는 것이 좋다.
>
> ❷ 난이도를 높이려면 바닥에 대고 있는 다리를 더 구
>   부려 발뒤꿈치를 엉덩이 쪽에 붙인다.

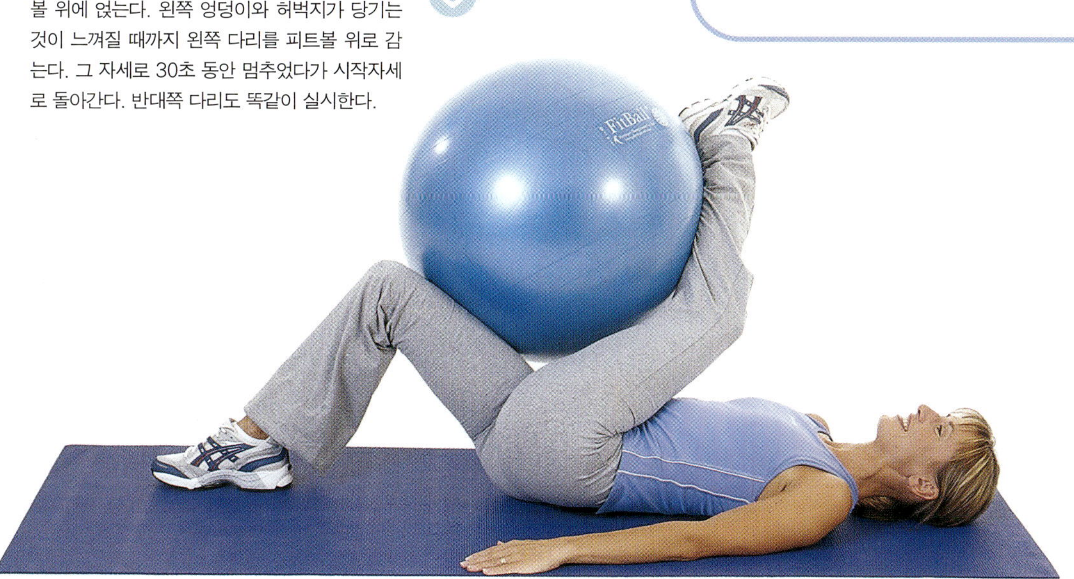

여성을 위한 훈련 프로그램

시작하기

이 전신훈련 프로그램은 1주일에 2회 반복한다. 각각의 동작을 1~2세트, 전체 프로그램은 1회 실시한 후에는 적어도 48시간의 휴식기를 둔다. 이 프로그램을 시작하기 전에 프롤로그, 특히 피트볼을 하기 전에 알아야 할 것들, 제대로 즐기는 법, 목표 정하기를 반드시 읽기 바란다. 정해진 시간 안에 최상의 결과를 얻도록 도와줄 것이다. 운동 목록이 너무 많으면 흥미를 잃을 수 있으므로 주의하라. 예를 들어 준비운동은 5분이면 충분하다. 피트니스 다이어리에 어떤 운동을 실시했는지 기록하여 목표를 달성하는 데 도움이 되도록 하라.

워밍업

본운동

쿨다운 스트레칭

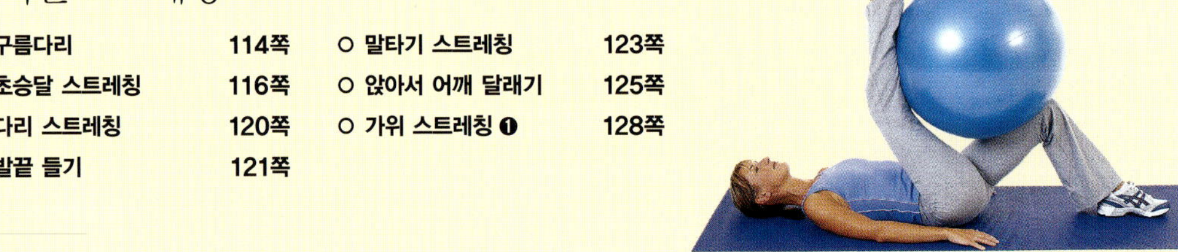

진도 나가기

더 건강해지고 더 강해지고 더 확신에 차면 우리 몸 스스로 좀더 어려운 과정에 도전하기를 원하게 된다. 그러면 이 프로그램을 1주일에 3회 실시한다. 각각의 동작을 2~3세트, 전체 프로그램을 실시한 후에는 48시간의 휴식기를 둔다. 만일 시간이 충분하지 않으면 프로그램을 4회로 나누어 실시한다. 예를 들면 월요일과 금요일에는 하체와 등 운동, 화요일과 목요일에는 상체와 복부 운동을 하는 식으로 조절한다. 각자 형편과 목표에 따라 운동을 더 하거나 생략한다.

워밍업

○ 어깨 돌리기	28쪽
○ 피트볼 튀기기	29쪽
○ 몸통 뒤틀기	30쪽
○ 로큰롤	31쪽
○ 엉덩이 8자로 돌리기	32쪽
○ 다리 펴기 ❶	34쪽
○ 위쪽 등 펴기	37쪽
○ 다리 펴기 ❷	35쪽
○ 멀리 바라보기	39쪽

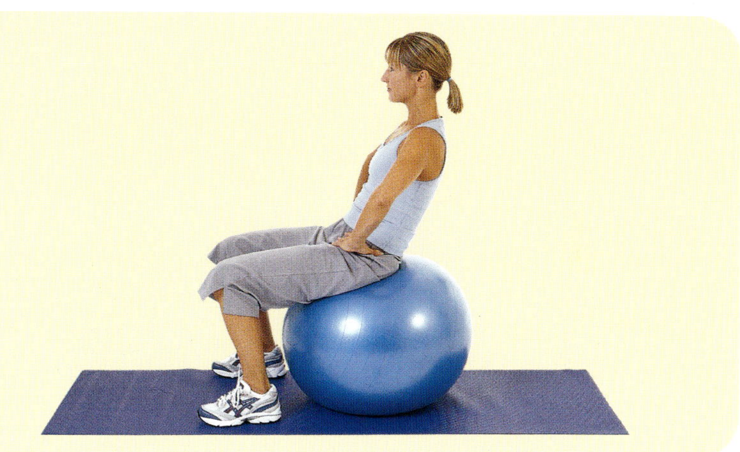

본운동

○ 가슴 펴기	47쪽	○ 망치 들기	61쪽
○ 아름다운 어깨 만들기	56쪽	○ 날갯짓하기	55쪽
○ 멈췄다가 벽 기어오르기	99쪽	○ 피트볼 들기	81쪽
○ 개구리	96쪽	○ 인간 대포	71쪽
○ 팔 뻗기	68쪽	○ 허리살 빼기	80쪽
○ 복근 단련하기	78쪽	○ 허벅지 가꾸기	102쪽
○ 팔의 군살 빼기	57쪽	○ 다리 돌리기	101쪽

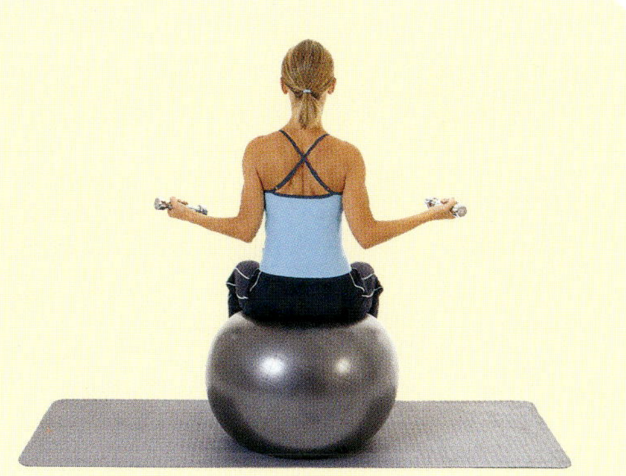

쿨다운 스트레칭

○ 바나나	117쪽	○ 무릎 꿇고 어깨 달래기	125쪽
○ 발끝 들기	121쪽	○ 나비 스트레칭	127쪽
○ 허벅지 스트레칭	122쪽	○ 가위스트레칭 ❷	129쪽
○ 말타기 스트레칭	123쪽		

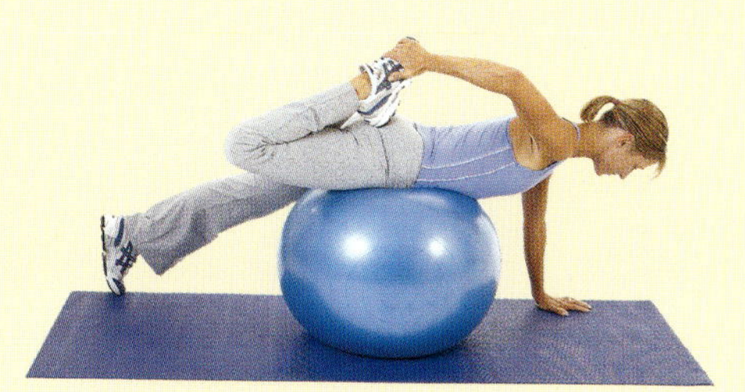

남성을 위한 훈련 프로그램

시작하기

이 전신훈련 프로그램은 1주일에 2회 반복한다. 훈련프로그램을 1회 실시한 후에는 적어도 48시간의 휴식기를 둔다. 이 프로그램을 시작하기 전에 프롤로그, 특히 피트볼을 하기 전에 알아야 할 것들, 제대로 즐기는 법, 목표 정하기를 반드시 읽기 바란다. 정해진 시간 안에 최상의 결과를 얻도록 도와줄 것이다. 운동 목록이 너무 많으면 흥미를 잃을 수 있으므로 주의하라. 예를 들어 준비운동은 5분이면 충분하다. 피트니스 다이어리에 어떤 운동을 실시했는지 기록하여 목표를 달성하는 데 도움이 되도록 하라.

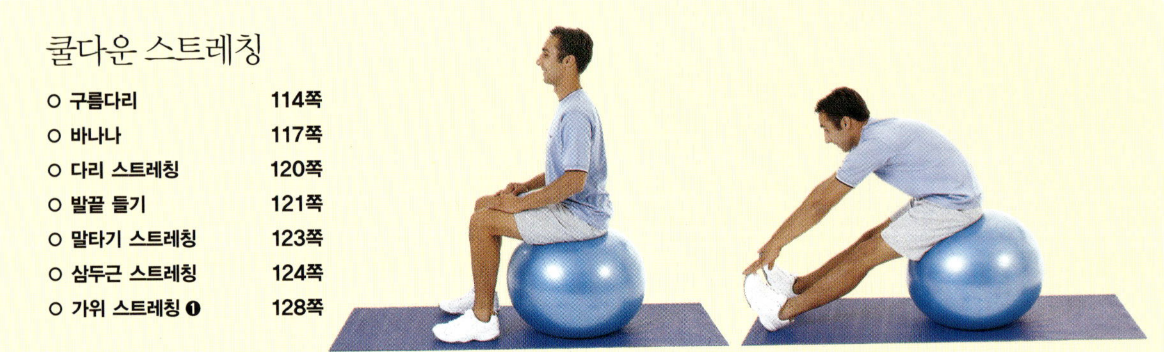

워밍업

본운동

쿨다운 스트레칭

진도 나가기

더 건강해지고 더 강해지고 더 확신에 차면 전체 프로그램을 1주일에 3회 실시한다. 각각의 동작을 2~3세트, 전체 프로그램을 실시한 후에는 최소 48시간의 휴식기를 둔다. 만일 시간이 충분하지 않으면 프로그램을 4회로 나누어 실시한다. 예를 들면 월요일과 금요일에는 하체와 등 운동, 화요일과 목요일에는 상체와 복부 운동을 하는 식으로 조절한다. 각자 형편과 목표에 따라 운동을 더 하거나 생략한다.

워밍업

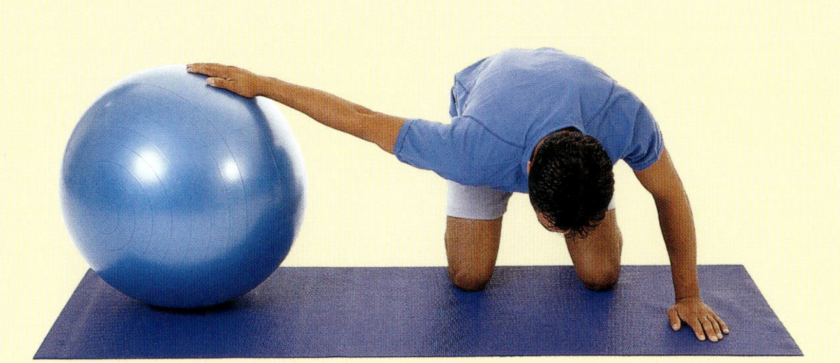

○ 어깨 돌리기	28쪽
○ 피트볼 튀기기 ❶	29쪽
○ 몸통 뒤틀기	30쪽
○ 로큰롤	31쪽
○ 다리 펴기 ❶	34쪽
○ 엉덩이 내밀기	36쪽
○ 위쪽 등 펴기	37쪽
○ 앉아서 가슴 펴기	38쪽

본운동

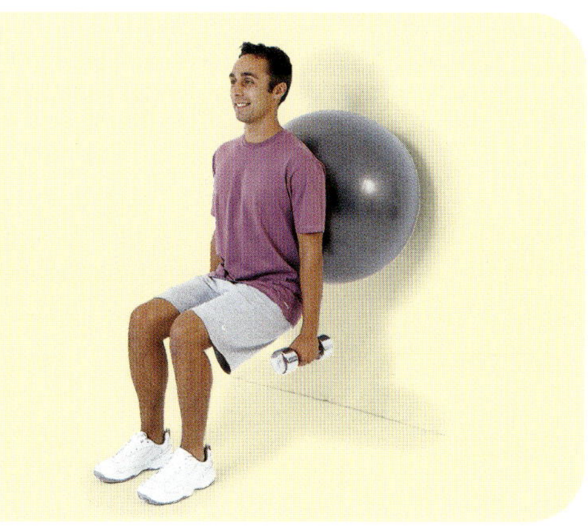

○ 가슴 누르기	50쪽	○ 복근 단련하기	78쪽
○ 글라이더	69쪽	○ 슈퍼맨	64쪽
○ 벽 기어오르기	98쪽	○ 피트볼 들기	81쪽
○ 한 다리로 피트볼 끌기	94쪽	○ 인간 대포	71쪽
○ 날갯짓하기	55쪽	○ 복근 뒤틀기	79쪽
○ 물방울 떨어뜨리기	59쪽	○ 다리 돌리기	101쪽
○ 이두근 만들기	60쪽	○ 허벅지 가꾸기	102쪽

쿨다운 스트레칭

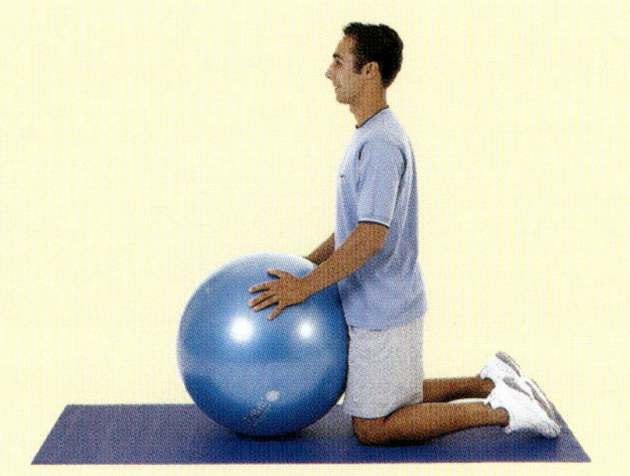

○ 몸통 스트레칭	118쪽	○ 앉아서 어깨 달래기	125쪽
○ 허벅지 스트레칭	122쪽	○ 목 풀기	126쪽
○ 말타기 스트레칭	123쪽	○ 가위 스트레칭 ❷	129쪽
○ 삼두근 스트레칭	124쪽		

노인을 위한 훈련 프로그램

이 프로그램은 힘을 길러주고 유연성을 높이기 위해 고안되었다. 관절에 무리를 주지 않으면서 근육에 힘이 붙게 해준다. 노인, 과체중자, 건강이 아주 좋지 않은 사람들에게 적당하다. 덤벨을 사용할 때는 가벼운 것을 고르는 것이 좋다.

처음에는 각각의 동작을 1~2세트씩 1주일에 2회 실시하여 점차 힘을 키워나간다. 전체 프로그램 사이에는 최소 48시간의 휴식기를 둔다. 강해지고 확신에 차게 되면 1주일에 1회 정도 더 실시한다. 피트니스 다이어리에 어떤 운동을 실시했는지 기록하여 목표를 달성하는 데 도움이 되도록 하라.

워밍업

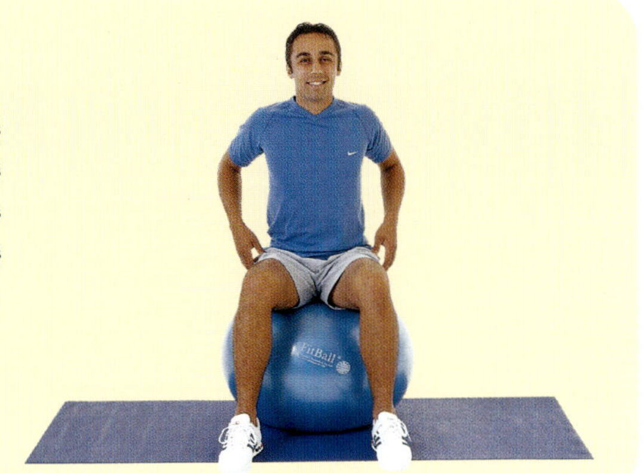

본운동

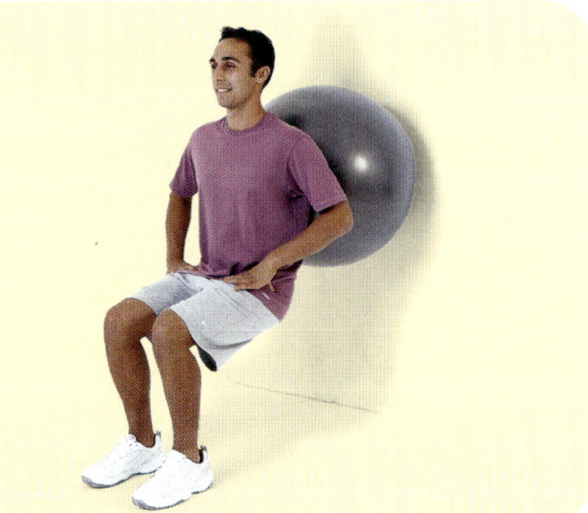

쿨다운 스트레칭

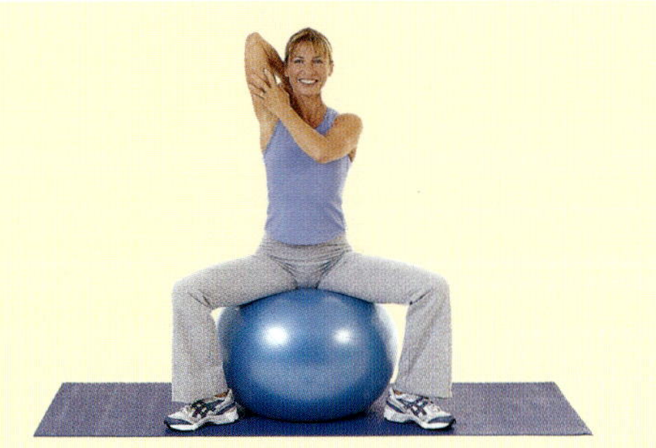

등이 아픈 사람을 위한 훈련 프로그램

여러 운동 프로그램에서 등의 통증은 대체로 가볍게 처리되어왔다. 그러나 등의 통증은 매우 중요한 문제이다. 여기 소개하는 훈련 프로그램은 등 근육 강화를 목표로 하는 동시에 복근 강화와 자세교정 효과도 얻도록 고려하였다. 처음에는 1주일에 2회 실시하고 힘이 붙으면 1회 더 한다. 이 훈련프로그램으로 다른 훈련프로그램을 보충할 수 있다. 각각의 동작을 1~2세트, 전체 프로그램을 1회 실시한 후 최소 48시간의 휴식기를 둔다.

덤벨은 가벼운 것을 쓴다. 피트니스 다이어리에 어떤 운동을 실시했는지 기록하면 목표를 달성하는 것이 쉬워질 것이다. 등에 의학적 문제가 있는 사람은 이 프로그램을 실시하기 전에 의사와 상의하라.

워밍업

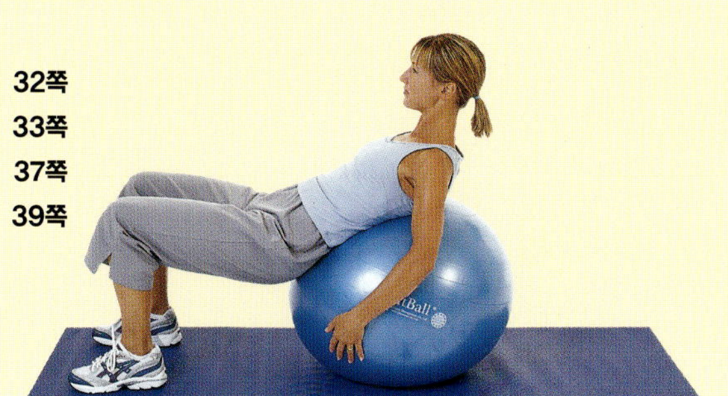

본운동

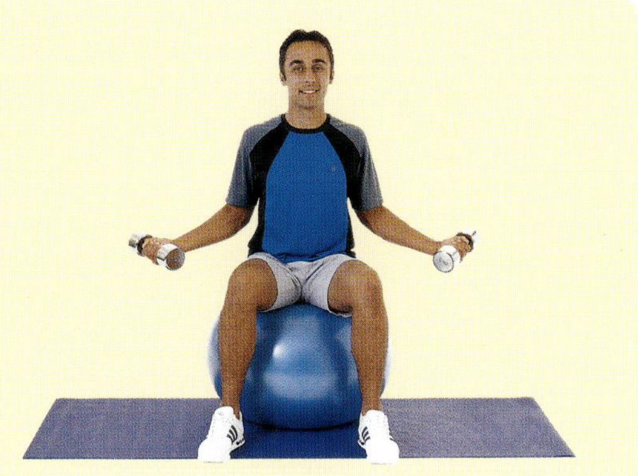

쿨다운 스트레칭

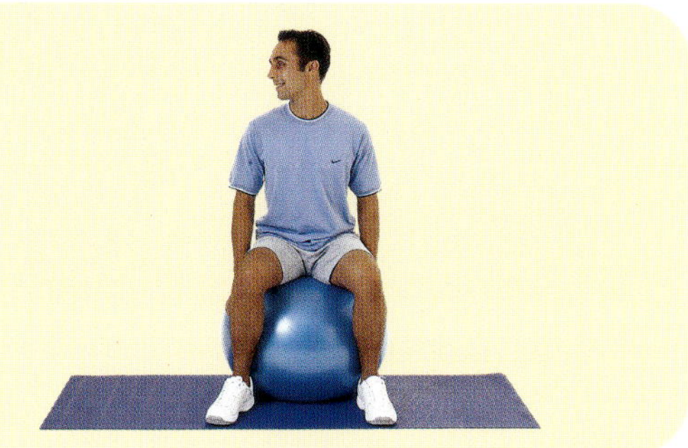

찾아보기